Dr. Toni Pizzecco

100 Gedanken

die Mut machen

Die Herausgabe dieses Buches wurde
freundlicherweise unterstützt von Mode Globus

globus

Bozen – Meran – Brixen – Bruneck

Herausgeber
Ferrari-Auer GmbH
Verlag Athesia Spectrum
Lauben 41, 39100 Bozen
Telefon +39/0471 92 72 27
Fax +39/0471 97 68 54
E-Mail: spectrum@athesia.it
www.athesia.it/spectrum

Text und Zeichnungen: Toni Pizzecco

Bearbeitung: Waltraud Holzner, Gabriele Janssen

Grafik: Barbara Huber-Bergmeister

Koloration der Zeichnungen: Birgith Unterthurner

Druck: Athesiadruck, Bozen

Musik zur Hör-CD „Free Spirit“: Toni Pizzecco
Mastering: Gregor Marini, Sonorus Meran
Produktion: T. Pizzecco (Pizzecco-01-2007)
Die Erzählungen der Hör-CD sind Ausschnitte
aus der Sendung „Halb voll – halb leer“
aus dem Frühstücksradio des Rundfunksenders
RAI-Sender Bozen

Rai Sender Bozen

Erste Auflage im November 2007

ISBN-Nr. 978-88-6011-107-4

Dr. Toni Pizzecco

100 Gedanken

die Mut machen

ATHESIA SPECTRUM

Vorwort

Wir begegnen täglich einer Welt, in der vieles einfacher geworden zu sein scheint.
Wir leben in gemütlichen und gut geheizten Wohnungen, schlafen in weichen Betten, duschen unter fließendem, warmem Wasser, kochen an modernen Herden, fahren mit schnellen Autos durch die Gegend, schreiben auf Computern und erleichtern unsere Arbeit mit Hilfe vollautomatischer Maschinen, die uns von mancher körperlichen Anstrengung befreien und uns viel Freizeit schenken. Ein Großteil von dem, was für unsere Großeltern noch harte Arbeit und Zeitaufwand bedeutete, wurde uns dank des Fortschritts abgenommen und ist heute nicht mehr da.
Man würde meinen, es sei die Zeit des Genießens und des Faulenzens gekommen. Die Realität ist jedoch ganz anderes: das Mobiltelefon piepst ständig, wir ertappen uns sogar auf der Toilette beim Telefonieren, unser Terminkalender ist vollgestopft und die eingehenden E-Mails nehmen täglich zu.
Vom Faulenzen ist keine Rede! Es dominieren Hektik und Stress.
Die Technik des digitalen Zeitalters hat unzählige Arbeitsprozesse vereinfacht und ebensoviele Aufgaben überflüssig gemacht, sodass sie abgeschafft werden konnten. Auf der anderen Seite aber hat sie einen Berg von vollkommen neuen Herausforderungen geschaffen, die wir nun bewältigen müssen.
Viel Neues hat sich in unserem Leben eingenistet und uns die Ruhe gestohlen: unsere äußere und unsere innere Ruhe!
Wir erhalten heute an einem einzigen Tag mehr Informationen als unsere Väter in einer Woche, unsere Großväter in einem Monat und unsere Urahnen in einem ganzen Leben. Alle vier Jahre verdoppelt sich weltweit das Wissen. Dieser Umstand zwingt die Menschheit dazu, ihr Leben in schwindelerregendem Rhythmus daran anzupassen. Alles verändert sich hiermit, die Zeit zum Schlafen, zum Essen, zum Lesen, sich kennenzulernen, um Freundschaften zu pflegen und zum Lieben. Unser Körper entwickelt neue Fähigkeiten, und sogar Seh- und Hörvermögen müssen sich diesen neuen, gigantischen Geschwindigkeiten anpassen.
Die moderne Zeit hat vieles anders werden lassen, nur unsere Seele ist dieselbe geblieben! Wir stehen alle immer noch da mit unserem „Menschsein", mit unseren Stärken und Schwächen, unseren Träumen und Unsicherheiten, für die wir täglich Antworten suchen.

Leider finden wir diese Antworten nicht auf den Bildschirmen oder in der Informationsflut, die uns täglich überschwemmt.
Dort bekommen wir höchstens ein Weltbild vermittelt, das kompliziert und bedrückend wirkt und uns von den einfachen und wichtigen Problemlösungen des Alltags fern hält.
Die Einfachheit unseres Denkens zu vermitteln, war der Grundgedanke meines ersten Buches „Mut machen oder miesmachen".
Als von diesem Buch in kurzer Zeit über 10.000 Exemplare nur in Südtirol verkauft wurden, trat der Rai–Sender Bozen mit dem Vorschlag an mich heran, ein paar Gedanken zum Buch für eine Morgensendung zu gestalten.
Ich war vom Vorschlag überrascht, weil es für mich etwas vollkommen Neues war und ich selbst nicht wusste, was ich den Hörern erzählen sollte.
Da dachte ich mir, ich erzähle genau das, was ich mir täglich selbst vorsage, um in dieser komplizierten Welt einen klaren Kopf zu behalten: nämlich einfache Gedanken, Geschichten mit „Hausverstand", Wahrheiten, die uns allen bekannt sind, aber die wir vielleicht wieder vergessen haben.
Nach acht Probegeschichten wurden dann weitere hundert aufgenommen.
Die Sendung lief täglich, sechs Monate lang.
Dieses Hörbuch mit CD entstand auf Wunsch vieler Hörer.
Ich hoffe, dass Sie liebe Leser an den einfachen Erzählungen Freude finden, genauso wie ich mich in den letzten Jahren über die Entdeckung freute, dass ich nicht alleine bin mit meinen Gedanken. Wir alle sind auf der Suche nach einfachen Lösungen, die uns den Alltag erleichtern.
Wir alle brauchen Ruhe, Träume, Hoffnung, Optimismus und Gedanken, die Mut machen und die uns die Kraft geben, das Schöne und das Positive in dieser Welt zu schätzen.

Toni Pizzecco

November 2007

Inhalt

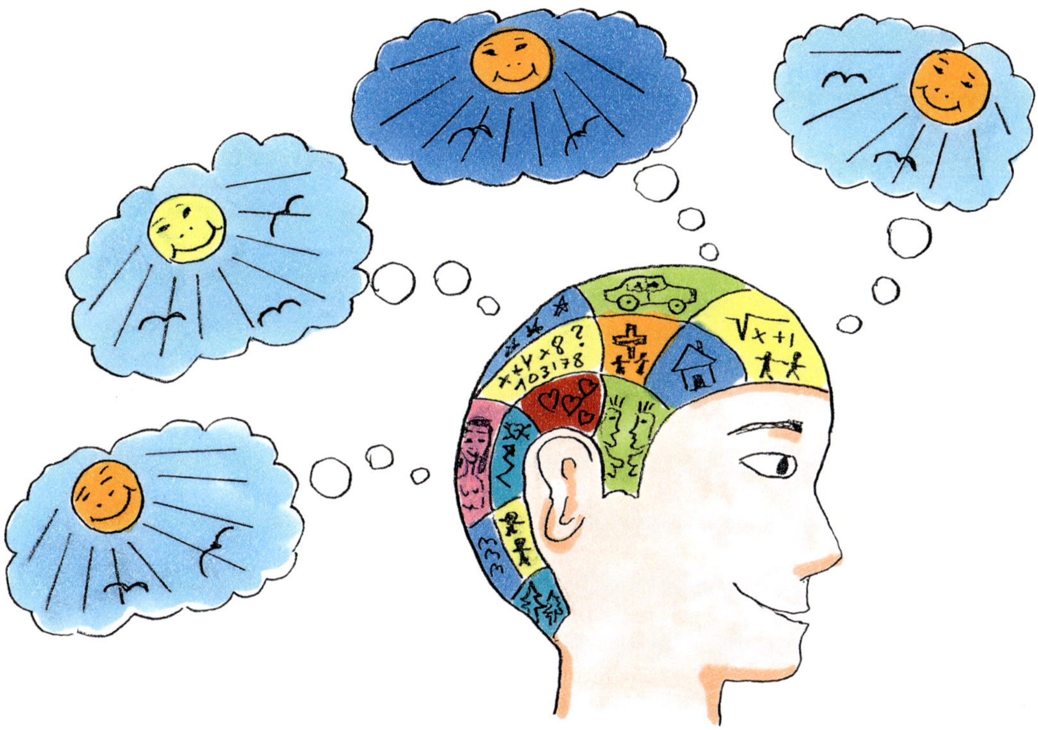

„Für alle,
die sich wie ich,
täglich auf den vielen Wegen
der neuen Zeit verirren."

Positives zu erzählen, tut allen gut

Viele Leserinnen und Leser dieses Buches kennen mich von meinen Beiträgen im Frühstücksradio des RAI-Senders-Bozen. Mich hatte es gefreut, diese Sendungen vorzubereiten, denn ich musste darüber nachdenken, welchen Rat ich erteilen sollte, um meinen Zuhörern das Leben leichter, schöner und froher zu machen. Diese positiven Gedanken haben mir selbst auch gut getan.
Meist neigen wir Menschen dazu, uns traurige Begebenheiten zu merken. Wir erzählen unseren Bekannten und Freunden, was alles passiert ist, was wir gehört haben, und überwiegend sind das aufregende und schlimme Nachrichten. Das Schreckliche erscheint uns sensationeller als das Erfreuliche. Viele meinen, das Gespräch befreie von der Last, die schlechte Vorkommnisse meist bewirken.
Aber das ist nicht so. Jener, der die schlimme Nachricht erfährt, wird dadurch nur traurig und uns hat das Schwätzen auch nicht geholfen. Machen wir es doch einmal anders und erzählen wir doch etwas Schönes, Positives weiter. Unser Zuhörer wird froh über die gute Nachricht sein und auch wir selbst werden ein angenehmes Gefühl dabei haben.
Ich wünsche Ihnen viel Erfolg mit Ihren guten Nachrichten!

Von den Kindern das Träumen lernen

Meine siebenjährige Tochter hat mich neulich angeschaut und gesagt: „Papi, ich kann noch nicht gut Ski fahren, aber weißt du was? Nächstes Jahr lerne ich Snowboardfahren und dann mache ich bei der Olympiade mit und gewinne sicher eine Medaille.
Ich musste natürlich lachen, aber dann habe ich ein bisschen nachgedacht und mich gewundert, welche wunderschönen Gedankenschlösser sich Kinder in ihren Träumen aufbauen. Also, meine Tochter freut sich. Den ganzen Sommer wird sie immer wieder vom Snowboard reden, obwohl sie nicht einmal weiß, wie leicht oder schwer es ist, das Fahren darauf zu erlernen. Aber in ihren Träumen nimmt sie schon an der Olympiade teil und gewinnt.
Davon können wir doch Einiges lernen! Diese elementare Denkweise der Kinder beinhaltet so viel Glück und Freude. Vor allem bin ich ganz sicher, dass sie im nächsten Winter das Snowboarden probieren wird. Sie sieht in ihren Gedanken bereits das, was sie früher oder später machen wird.

Und was machen wir Erwachsenen? Wir schieben unsere Illusionen beiseite und glauben nicht mehr an unsere Wunschvorstellungen. Dennoch ist im Grunde unseres Herzens bei uns allen doch noch ein bisschen von dem Kind übrig geblieben. Oder nicht? Und da denke ich mir, wieso nicht einfach so träumen, wie Kinder es tun, mit einer schönen Vorstellung oder einem begehrenswerten Ziel vor Augen, an dem wir nagen und von dem wir zehren. Vielleicht passiert's dann tatsächlich einmal und das Erträumte wird Wirklichkeit. Wer weiß?

Das „Ventil", das jede Seele braucht

Ein 40-jähriger Beamter meldet sich telefonisch als Notfall in meiner Praxis an: „Herr Doktor, ich brauche Sie ganz dringend, ich bin so nervös und würde am liebsten alles um mich herum zerstören." Er kommt dann zu mir in die Praxis und erzählt, er wisse nicht, was los sei, er habe heute wieder so einen Tag der Unruhe und würde am liebsten alles kurz und klein schlagen. Ich möge ihm ein Medikament geben, er brauche unbedingt etwas, denn er sei krank. Solche Fälle sehe ich sehr oft. Meist gelingt es mir, Patienten wie diesen Herrn zu beruhigen. Manchmal braucht es dazu ein Medikament, manchmal geht es auch ohne. Vor allem aber spreche ich mit den Patienten und erkläre ihnen, dass sich in jedem Menschen ab und zu eine innere Unruhe aufstauen kann, und dass dies ganz normal sei.

Wir alle müssen Ärger, Sorgen und Probleme hinunterschlucken. Irgendwo muss das ja hin. Nach außen hin möchten wir diese Unmutsgefühle jedoch nicht zeigen. Niemand sollte wissen, wie es einem geht und wie es im Inneren aussieht. So schluckt man alles runter und ist still. All der Frust brodelt und gärt dann, bis früher oder später der Tag kommt, an dem der Stau so übermächtig ist, dass man den Druck nicht mehr aushalten kann. Und das ist dann der Moment, wo man zum Doktor läuft.

Ich sage meinen Patienten immer wieder, dass jeder Mensch ein Ventil benötigt. Und dieses Ventil muss nicht unbedingt eine Beruhigungspille sein. Oft hilft es, sich und den momentanen Zustand zu akzeptieren: Heute bin ich grantig oder vielleicht sogar fuchsteufelswild. Und dann tut es vielleicht gut, in den Wald zu gehen oder auf der Promenade einen Spaziergang zu machen, die Joggingschuhe anzuziehen und eine Runde zu laufen oder sich ein klassisches Konzert anzuhören. Etwas zu tun, von dem man weiß: Das ist mein Ventil.

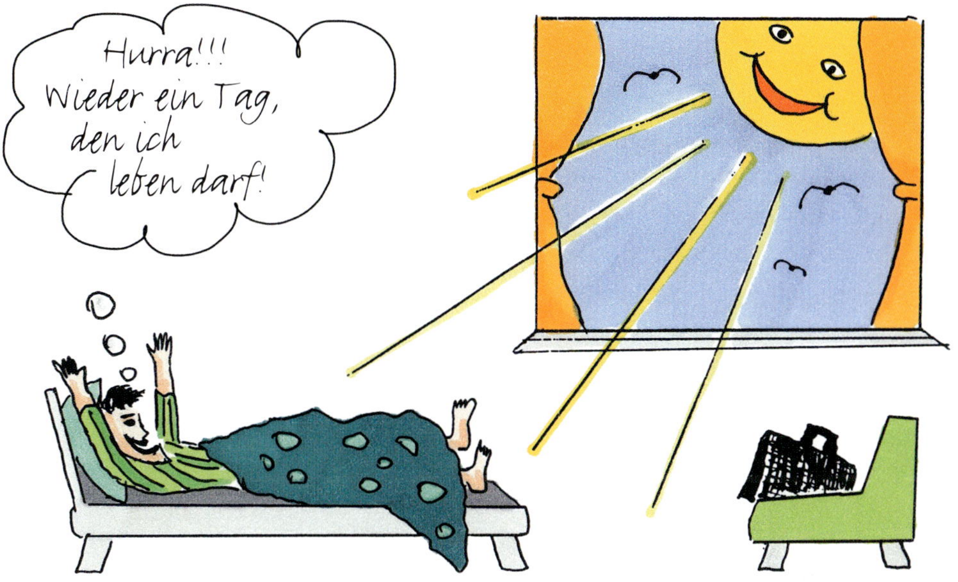

Mein Tipp: Erinnern Sie sich immer wieder daran, dass Sie ein Ventil haben und benützen Sie es. Nehmen Sie sich Zeit und lassen Sie die frustrierenden Energien 'raus. Das innere Ventil ist wichtig für die seelische Gesundheit – für jeden von uns!

Es ist einfacher, Pessimist als Optimist zu sein

Eine junge Mutter kommt neulich zu mir in die Praxis und schüttet ihr Herz aus: „Herr Doktor, ich bin so traurig, ich sehe alles schwarz, ich bin ein geborener Pessimist. Sie haben leicht reden von Optimismus und positivem Denken, ich kann gegen meine pessimistische Veranlagung einfach nichts machen."

Ich habe mir dann ihre ganze Geschichte angehört und ihr das gesagt, was ich vielen Patienten erkläre: Pessimist zu sein, ist eigentlich natürlich. Der Mensch ist von Natur aus eher Pessimist als Optimist, das sollte einmal jedem klar sein. Negative Nachrichten sind für uns immer spektakulärer und bedeutungsvoller als die positiven. Wenn ich Ihnen zehn Mitteilungen schicke und neun davon sind gut, so werden Sie sich sicher an die eine schlechte am besten erinnern.

Das ist leider so und wir müssen uns so nehmen, wie wir sind. Wichtig ist es, zu begreifen, dass der Pessimismus von Natur aus vorhanden ist, während wir uns den Optimismus erarbeiten, ja verdienen müssen!

Der Mensch muss etwas tun, um negative Gedanken zu überwinden und um sich von schlechten Nachrichten aus aller Welt nicht vereinnahmen zu lassen. Es muss ihm, wenn möglich, gelingen, bewusst Augen und Ohren vor negativen Meldungen zu verschließen. Diese können nämlich nur jenen belasten, der auf sie hört und ihnen Aufmerksamkeit schenkt.
Konzentrieren wir uns doch lieber auf all das Schöne, das uns auf dieser Welt umgibt.
Also, akzeptieren wir, dass wir eigentlich Pessimisten sind und uns den Optimismus erarbeiten müssen. Und da muss man sich halt ein bisschen anstrengen, oft sogar sehr!

Jeder Mensch hat seinen Weltschmerz

Ein ungefähr fünfzigjähriger Mann hat mir unlängst sein Leid geklagt: „Ach, Herr Doktor, Sie haben es gut. Ich möchte gerne an ihrer Stelle sein. Sie sind immer gut gelaunt, lachen dauernd, sind nie traurig oder depressiv und haben keine Angstzustände. Sie haben einfach ein schönes Leben."
Worauf ich Folgendes geantwortet habe: „Ja, mein Herr, wenn sie wüssten, wie es mir manchmal geht! Ich habe nämlich genau wie Sie manchmal schlechte Tage. Auch ich bin oft ängstlich, traurig und depressiv. Erstens sehe ich täglich Menschen mit Krankheiten, Schmerzen und Leiden und zweitens bin auch ich nur ein Mensch. Aber, das muss ich schon dazu sagen, ich habe bei meiner Arbeit vieles gelernt. Ich sehe täglich hilfsbedürftige Menschen, Patienten, die krank sind und denen es nicht gut geht. Ich habe erkannt, dass ich nicht der einzige Mensch bin, der Kummer hat." Und genau das möchte ich meinen Lesern und Leserinnen zu bedenken geben: Welche Nöte Sie auch immer haben mögen, Sie sind nicht allein. Auch andere Menschen haben Sorgen, Krankheiten, Kummer, Leid, auch andere sind traurig, depressiv und haben ihren Weltschmerz. Denken Sie immer daran, dass es anderen auch so geht wie Ihnen und dass es dafür ein Sprichwort gibt: „Geteiltes Leid ist halbes Leid".
Es ist doch wirklich so, dass wir eine große Menschenfamilie sind und jeder von uns trägt sein „Rucksackl" mit seinen Sorgen und Nöten. Schon die Gewissheit, dass es anderen Menschen manchmal auch nicht gut geht und dass Leute oft sogar ein viel härteres Los haben als wir selbst, hilft uns, unseren Weltschmerz und unser Schicksal besser und mutiger zu ertragen.

Das Leben: Langeweile oder Abenteuer?

Neulich beklagt sich ein Patient in meiner Praxis über das Leben im Allgemeinen und raunzt, es sei alles so fad und langweilig, es geschehe nichts Aufregendes, jeden Tag sei er in der gleichen Tretmühle. Seit zwanzig Jahren arbeite er in derselben Firma, aber er wünsche sich so sehr, das Leben wäre ein bisschen abenteuerlicher. Ich habe ihn darauf hin gefragt, ob er für seine Rente einzahle. „Ja, natürlich“, erwidert er. „Aha!“, sage ich, „hast du eine Versicherung?“ „Ja“, sagt er zu mir, er habe eine Autoversicherung, eine Versicherung für Krankheitsfälle, eine Lebensversicherung und eine Haushalts- und Schadensversicherung.
Und da sage ich zu meinem Patienten: „Mein lieber Herr, du wünschst dir ein abwechslungsreiches Leben mit vielen unvergesslichen Abenteuern, du sehnst dich nach neuen Ufern. Aber du tust genau das Gegenteil. Du sicherst dich nach allen Richtungen ab.“
Machen wir es nicht alle so? Wir wollen eine sichere Rente und in allen Lebenslagen geschützt und beschützt sein. Da ist eben Langeweile der Preis, den wir bezahlen.

Wenn wir aber Abenteuer erleben wollen und auf der Suche nach einem interessanteren und spannenderen Leben sind, dann heißt es auch auf manche Sicherheiten, Annehmlichkeiten und auf manchen Schutz zu verzichten.

Ein abenteuerliches Leben ist nicht immer angenehm und Sicherheiten gibt es auch nur wenige! „No risk – no fun“, das heißt: „Ohne Risiko gibt es keinen Spaß“. Also, lieber Patient: Was möchtest du vom Leben? Sicherheit oder Abenteuer?

Ein unlösbares Problem

Es gibt Momente im Leben, da werden wir mit einem Problem konfrontiert, das unlösbar erscheint. Das Riesenproblem ist da, groß und schwer wie ein Berg, und wir denken mit Schaudern, es müsste gelöst werden. Es müsste doch einen Ausweg geben, hoffen wir, aber so sehr wir auch suchen, wir finden keinen. Wir denken den ganzen Tag nach, durchforsten alle Möglichkeiten, die

sich dann als Sackgassen herausstellen. Wir grübeln Stunde um Stunde und das Problem wächst, bläht sich durch unsere Anstrengung immer mehr auf – schon hat es die Höhe des Mount Everest erreicht.
Und da gibt es ein schönes italienisches Sprichwort, da heißt es: „La notte porta consiglio", also, die Nacht bringt Rat.
Ja, oft ist es wirklich so: vor lauter Denken und Studieren wird alles größer und undurchdringlicher. Gibt der geplagte Mensch aber in seinem Gedankendickicht erst einmal Ruhe und legt eine Entspannungspause ein und sagt: „Gut, die Welt geht wegen meines Problems nicht unter. Ich warte erst einmal ab, es wird sich ein Ausweg finden", dann kommt die Lösung meist schnell von selbst.
Bei Problemen oder großen Entscheidungen ist es wirklich das Beste, Sie geben Ihren Gedanken erst einmal Ruhe, Sie legen sich abends nieder und vertrauen auf Ihre innere Kraft. Die Stimme Ihrer Seele ist zu leise, um sie bei Tag zu hören, aber während Sie schlafen, dringt sie aus unbewussten Tiefen nach oben in die Sphäre des Bewusstseins und intuitiv wissen Sie am nächsten oder an den darauffolgenden Tagen, was Sie tun müssen, um Ihr Problem zu lösen.
Mein Tipp: Haben Sie ein großes Problem, dann machen Sie sich nicht mit Grübeln krank, sondern schlafen Sie ruhig eine oder ein paar Nächte im Vertrauen auf die Kraft Ihrer Seele. Sie werden sehen, die Lösung kommt von selbst!

Der stillschweigende Partner, der mit uns durchs Leben geht

Wir Menschen haben von Gott einen Körper geschenkt bekommen, mit dem wir durch das Leben marschieren. Das Lustige daran ist, dass dieser stillschweigende Partner uns das ganze Leben lang begleitet. Meistens merken wir gar nicht, dass es ihn gibt, wenigstens so lange es uns gut geht! Wenn es aber einmal „hapert", also wenn etwas nicht funktioniert und es uns schlecht geht, ein Schmerz, eine Verspannung oder ein anderes Übel plagt, dann werden wir auf unseren Körper erst aufmerksam, dann gehen wir zum Arzt und erzählen nur von dem, was in unserem Körper nicht passt, also von Gebrechen, Schmerzen. Nie erzählen wir von dem, was funktioniert."
Ich glaube, jeder von uns sollte manchmal über seinen Körper nachdenken. Jeder sollte sich bewusst machen, dass es gar nicht so selbstverständlich ist, dass der Körper, unser innigster Partner, so still und unauffällig funktioniert.

Wenn es uns gut geht, sollten wir sehr dankbar für das Geschenk eines gesunden Körpers sein, dem stillschweigenden Partner, der mit uns durchs Leben geht!

Über die „guten, alten Zeiten"

Wie oft hören Sie Leute sagen: „Oh, die guten alten Zeiten, da war alles anders. Damals war es besser und schöner. Das Leben war viel einfacher, dies und jenes gab es noch gar nicht, die Leute waren glücklicher."
Nun frage ich Sie: Stimmt das überhaupt? War das Leben früher wirklich besser und schöner? Ich persönlich denke, das stimmt nicht. Wir Menschen erinnern uns zum Glück hauptsächlich an das Schöne und idealisieren die Vergangenheit. Sogar die schlimmsten Erinnerungen verblassen mit der Zeit und sind dann nicht mehr so schmerzhaft, wie sie einst empfunden wurden. Aber dieses Vergessen verleitet uns manchmal zur Schwärmerei von den guten, alten Zeiten. Dabei wird außer Acht gelassen, dass die wichtigste Zeit eigentlich die ist, in der wir gerade leben. Also ist heute der wichtigste Tag. Wahrscheinlich werden die Leute in hundert Jahren unsere Zeit als die gute, alte Zeit bezeichnen und finden, dass es ihnen weitaus schlechter geht, als den vorhergehenden Generationen.

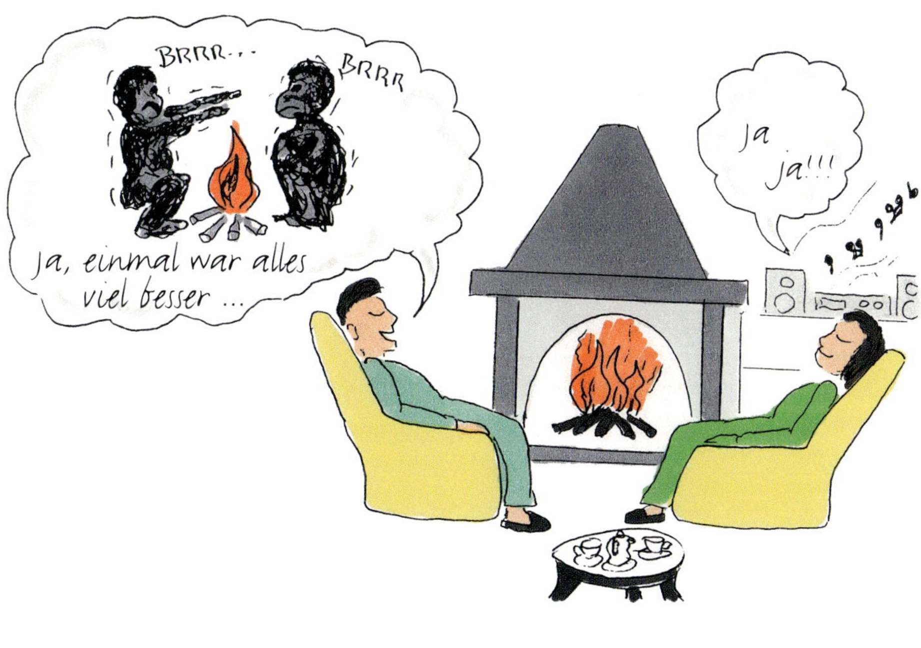
BRRR...
BRRR
Ja, einmal war alles viel besser ...
Ja ja!!!

Also, ich meine, konzentrieren wir uns auf den heutigen Tag, auf die Gegenwart, denn die Vergangenheit ist schon vorbei und die Zukunft ist noch nicht gekommen!
Und die gute alte Zeit, die schauen wir uns am besten in den Fotoalben an.

Wie reich wir jetzt sind

Es gibt ein sehr interessantes Buch über die Karrner. Die Karrner waren eine sehr arme Bevölkerungsgruppe, die bis vor ungefähr 80 Jahren im Vinschgau lebte und die mit einem Karren herumzog, um sich ihren Lebensunterhalt zu verdienen. Das Buch beruht auf Tatsachen und beschreibt den unvorstellbaren Überlebenskampf dieser Menschen. Ich bin der Ansicht, es würde allen hier in Südtirol gut tun, dieses bewegende Buch zu lesen, um einen Vergleich mit den heutigen Lebensverhältnissen anzustellen.
Heute geht es den meisten von uns wirtschaftlich gut, jeder hat ein Dach über dem Kopf, eine Heizung, Warm- und Kaltwasser, genug zum Essen und zum Anziehen. Was wir aber noch haben, das ist Platz. Wir wohnen nicht mehr in Häusern, in denen wir mit fünf anderen Familien die Küche und ein Plumpsklo teilen müssen und wo vier Kinder auf einem Strohsack mit Lumpen zugedeckt, schlafen müssen. Ja, die Leute damals waren bettelarm. Nie genug zu essen und keine Betreuung, wenn sie krank waren; es war ein täglicher Überlebenskampf. Heute ist das alles ganz anders. Selbst der Ärmste ist, gemessen an den damaligen Zuständen, reich. Vergessen wir nicht, wie es unseren Vorfahren gegangen ist, welch bittere Armut es damals gegeben hat.
Schätzen wir unseren gegenwärtigen Reichtum eigentlich?
Ich habe irgendwo einen schönen Gedanken aufgeschnappt, der lautet: „Das Leben damals war Überleben, das Leben heute ist Erleben!“ Ist das nicht ein großes Geschenk? Wir dürfen in einer Zeit auf Erden weilen, in der wir mit Freude viele schöne Dinge erleben können und nicht nur, wie früher, ums nackte Überleben kämpfen müssen.

Ist der Intelligenzquotient das Wichtigste im Leben?

Sie haben sicherlich schon einmal etwas vom „IQ“ gehört. Darunter versteht man also den Intelligenzquotienten eines Menschen.

Wissenschaftler haben mit ihren Forschungsarbeiten bewiesen, dass der Mensch aufgrund der Vermehrung seiner Gehirnzellen im Lauf der Evolution gescheiter worden ist und dass jede Generation intelligenter als ihre Vorfahren wird. Nun wurden die verschiedenen Tests entwickelt, um den individuellen IQ von Menschen zu berechnen. Bei einem schlechten Punkteergebnis kamen sich viele Betroffene dumm vor und scheuten zum Teil sogar davor zurück, sich um höhere Stellen zu bewerben.
Dagegen richtete sich der französische Arzt Daniel Golemann in seinem Buch „Die emotionale Intelligenz“, in dem er die Thematik von einer anderen Seite beleuchtet. Er meint, der Mensch werde zwar immer gescheiter, aber er fragt, was ihm abstraktes Wissen allein bringe. Viel wichtiger als der IQ sei die emotionale Intelligenz eines Menschen. Darunter versteht er die soziale Kompetenz und das Einfühlungsvermögen. Er ist also davon überzeugt, dass ein Mensch im Leben viel erfolgreicher ist, wenn er nicht nur sein Fachwissen einsetzt, sondern auch seine Gefühle mit einbringt.

Wenn er versucht, mit seinen Mitmenschen nicht nur über den Verstand, sondern auch über sein Herz zu kommunizieren.

Es ist also für uns alle wichtiger, Toleranz, Anpassungsfähigkeit, Fairness, Mitgefühl, Verständnis, Hilfsbereitschaft aufzubringen, als hochintelligent aufzufallen. Gerade diese Eigenschaften sind es, die sich in menschlichen Beziehungen, sei es in der Arbeitswelt wie auch privat, wohltuend auswirken.

Herbst, Winter und unsere Gefühle

Viele Patienten klagen im Herbst und im Winter, es gehe ihnen schlecht, sie seien traurig und müde. Sie wüssten nicht warum, aber irgend etwas stimme nicht mit ihnen. „Herr Doktor“, betteln sie, „bitte verschreiben Sie mir eine gute Medizin, die alles Graue schnell verscheucht und die mich schnell wieder munter und fröhlich werden lässt.“
Liebe Leserinnen und Leser, Herbst- und Winterdepressionen mit Antriebslosigkeit sind ganz normal. Es ist die Zeit der langen Nächte und der kurzen Tage mit wenig Sonnenschein. Die ganze Natur, Pflanzen und Tiere stellen sich in ihrem Lebensrhythmus auf diesen Mangel an Licht und Wärme ein. Die Laubbäume verlieren ihre Blätter, die Wurzelstöcke, Zwiebeln und Knollen der

bunten Blumen schlafen unter der Erde, die Tiere lassen sich einen warmen Winterpelz wachsen und viele von ihnen halten einen teilweisen oder vollständigen Winterschlaf mit reduzierter Atmungs- und Herzfrequenz.
Alles legt sich zur Ruhe, nur wir Menschen wollen immer gleich stark und fit sein, obwohl auch unser Körper empfindlich auf den Mangel an Licht und Wärme reagiert. Wir sind in dieser Zeit oft müde, schlapp und depressiv. Aber wir wollen auf die Signale nicht hören, denn unser modernes Leben erlaubt keine Winterrast. Und so müssen wir es in Kauf nehmen, dass wir uns nicht rund um das Jahr gleich wohl fühlen. Wir sind eben keine computergesteuerten Roboter, sondern Menschen, die den Wechsel der Jahreszeiten an Leib und Seele spüren, die in den dunklen Jahreszeiten eher gedämpft und während der Sonnenmonate fröhlicher und energievoller leben.

Warum Glaube ein wichtiger Schwimmreifen ist

Viele Patienten fragen mich: „Herr Doktor, wie machen Sie das? Wie können Sie das alles 'runterschlucken, das ganze Leid, das Sie täglich erleben? Wie verkraften Sie das? Wie können Sie trotz allem fröhlich sein, lächeln und uns immer noch was Schönes erzählen?
Solchen Fragestellern verrate ich dann mein Geheimnis. Ich habe nämlich einen Schwimmreifen, an den ich mich immer festklammere, wenn ich fürchte unterzugehen, oder wenn ich merke, dass ich kaum noch Antworten auf ein Problem finde, das ich bewältigen muss.
Mein Schwimmreifen heißt Glaube. Glauben kann man an Verschiedenes, an den Einen oder an verschiedene Gottheiten. Jeder möge für sich entscheiden, woran er glaubt.
Ich persönlich bin davon überzeugt, dass jeder Mensch einen Glauben braucht, an dem er festhalten kann, einen Gott, der für ihn verantwortlich ist, um auch in den schlimmsten Momenten des Lebens ein Licht am Ende des Tunnels zu sehen.
Wenn in unserem Leben einmal alles schief zu gehen scheint, wenn wir mit Krankheiten oder mit dem Tod konfrontiert sind, ist Glaube wirklich der letzte Schwimmreifen, um uns in Optimismus retten zu können. Ich wundere mich, wie Menschen ohne Glauben den Anforderungen des Lebens gewachsen sein können. Als Arzt muss ich zugeben: Ich benutze diesen Schwimmreifen immer wieder.

Und wenn bei Ihnen auch einmal alles droht, zusammenzubrechen oder unterzugehen, dann setzen Sie sich einfach einmal in eine Kirche, in eine Moschee oder an einen Waldrand, und versuchen Sie zu beten. Sie werden eine Erleichterung verspüren, neue Kraft und Hoffnung erhalten, an der Sie sich festhalten können und die Sie über Wasser halten wird.

Die Schmerzen am Morgen

Viele Patienten kommen zu mir und klagen, ihnen tue in der Früh alles weh, sie kämen kaum aus dem Bett, sie seien sicherlich sehr krank.
Ich habe lange Erfahrung mit diesen Klagen und kann Ihnen versichern, fast 70 Prozent der Menschen haben in der Früh diese Beschwerden, meistens ist das etwas ganz Normales. Die Kinder, ja, die hüpfen aus dem Bett und laufen herum wie die Wiesel. Aber beim Erwachsenen ist das anders. Stellen Sie sich vor, Sie liegen zwischen sechs und acht Stunden im Bett. Da ist es doch ganz logisch, dass man sich am Morgen ganz steif fühlt, dass die Gelenke „einschlafen", die Muskeln verspannt sind und dass sich das ganze Skelett erst wieder an die aufrechte Haltung gewöhnen muss. Also wundern Sie sich nicht, wenn Sie beim Aufstehen Schmerzen haben und ein bisschen schwanken. Nehmen Sie sich lieber Zeit, den Tag langsam zu beginnen und denken Sie daran, dass Sie die „Räder" Ihres Körpers nicht gleich von 0 auf 100 km/h antreiben können. Am besten ist's, Sie halten sich an den Pfarrer Kneipp und duschen sich zuerst warm und dann kurz kalt ab. Ihr Körper wacht langsam auf, die Schmerzen nehmen ab und Sie fühlen sich wieder wohl und sind fit für den neuen Tag.

Gesunde Gedanken im Verkehr und im Stau

In Indien, in Kalkutta, gibt es eine besondere Art von Verkehrsmittel. Es ist kein Auto und hat auch keinen Motor, sondern es sind Menschen, die diese zweirädrigen Wagen ziehen. Dieses Gefährt, Rikscha genannt, wird von den Leuten als schnelles und billiges Taxi benutzt.
Einmal war so ein geplagter Rikschafahrer mein Patient. Zu meiner Verwunderung war der Mann fröhlich und überhaupt nicht verbittert. Und da habe ich ihn gefragt, wie er es schafft, so einen Beruf auszuüben. Wie er es fertig

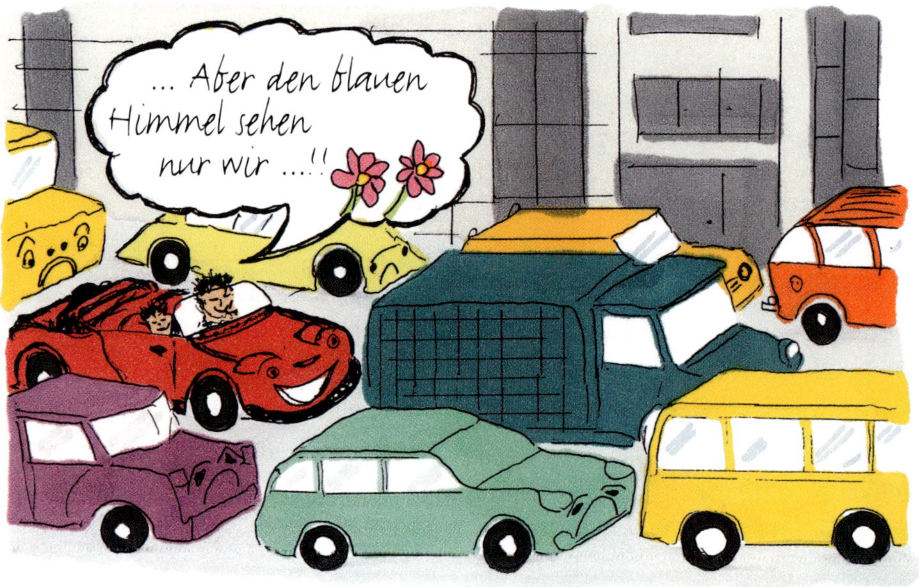

bringt, trotz Verkehrsgewühl, Stau, Autoabgasen und schweren Lasten, heiter zu lächeln. Und da hat er mir ganz einfach gesagt: „I can see the sky", also, „Ich kann den Himmel anschauen."
Wie machen Sie es, liebe Leser? Hupen Sie ungeduldig und schauen dabei grimmig drein? Haben Sie am Ende gar ein paar deftige Flüche auf Lager, mit denen Sie andere Verkehrsteilnehmer bei Bedarf beglücken? Oder machen Sie es wie der Rikschafahrer in Kalkutta und suchen Sie auch im Chaos nach etwas, das Sie beruhigt. Freuen Sie sich an den schönen Dingen, die es zu sehen gibt. Den Himmel zum Beispiel, die Wolken, die herrlichen Berge, die grünbelaubten Bäume, einen üppig blühenden Blumenstock auf einem Fensterbrett und, und, und ...
Freuen Sie sich doch an unserer schönen Welt, statt sich vom Verkehrschaos den Tag vermiesen zu lassen. Dann geht es Ihnen sicher gleich viel besser!

Endlich in Pension gehen

Immer wieder höre ich von Bekannten oder Patienten, sie seien glücklich, bald in Pension gehen zu können. Sie zählen die Jahre, Monate oder Wochen und können die Zeit der Freiheit, die ihnen paradiesisch erscheint, kaum mehr erwarten.

Als Arzt erlebe ich aber oft Folgendes: Kaum ist der lang ersehnte Ruhestand erreicht, sehe ich den betreffenden Menschen viel öfter in meiner Praxis. Vorher hatte ich ihn höchst selten gesehen, er war gesund und munter. Aber plötzlich hat er Probleme mit dem Blutdruck, bekommt Rheuma, hat Schlafstörungen und fängt an zu jammern.
Also scheint das Rentnerdasein für einige Leute gar nicht so wunderbar zu sein, wie es sich der Patient vorgestellt hatte. Der sogenannte Pensionsschock kann Menschen total aus dem Gleichgewicht bringen. Sie fühlen sich plötzlich alt und unnütz und die Zeit wird ihnen lang. Deswegen sollte sich jeder freuen, der noch täglich seinen Beruf ausüben kann. Es ist doch ein gutes Gefühl, noch zur arbeitenden Gesellschaft zu gehören. Und jeder, der sich dem Rentenalter nähert, sollte sich Gedanken machen, wie er die kommende Zeit sinnvoll nützen wird. Da gibt es vielerlei. Es gibt ein großes Angebot an interessanten Kursen und Seminaren, ja einige wagen sogar ein Universitätsstudium. Andere gönnen sich endlich die Freude, das Spielen auf einem Musikinstrument zu erlernen. Wer ein Hobby hat, kann diesem jetzt mit Leib und Seele frönen. Man kann sich auch sozialen Aufgaben widmen, endlich ist auch Zeit für andere Menschen vorhanden. Wer Enkelkinder hat, kann das Leben der gestressten Eltern erleichtern und bekommt dafür viel Liebe und Freude. Wer keine Enkelkinder hat, kann Leihoma oder -opa spielen und hie und da ein Baby im Kinderwagen spazieren fahren oder jungen Eltern als Babysitter zu einem sorglosen Ausgang verhelfen. Wer Tiere liebt, kann hierbei Nützliches leisten. Die Menschheit braucht die Rentner. Und manchmal gönnen sich die Rentner, als Belohnung für die viele Arbeit, die sie nun ehrenamtlich leisten, eine schöne Reise. Wichtig ist, die Arbeit zu schätzen, solange man arbeiten kann und darf und sich rechtzeitig auf die Situation nach Beendigung des Berufslebens vorzubereiten.

Über die „Jammerer“

Viele Menschen jammern. Jammerer sind uns allen bekannt, vielleicht, weil wir selber auch oft Jammerer sind. Der Bestseller-Autor und Journalist Peter Hahne hat in seinem Buch „Schluss mit lustig“ etwas Bemerkenswertes gesagt. Er hat geschrieben, die Menschheit habe heutzutage eine Olympiade, in der sie sicher gewinne. Das sei die Olympiade der Seufzer. Und tatsächlich tönt es von allen Seiten, nichts passe und nichts funktioniere auf der Welt.

Ich bitte Sie, sich zu überlegen: Sind wir nicht selbst oft Jammerer, die über das Wetter, die Schmerzen, die Politik, die zwischenmenschlichen Beziehungen oder ähnliches klagen? Was bringt uns das Jammern? Was kommt am Ende dabei heraus? Gar nichts, es bringt uns gar nichts! Es macht uns höchstens noch ein bisschen trübseliger. Aber wir wollen doch gar nicht traurig sein. Deshalb schlage ich vor, heute den ganzen Tag nicht zu jammern. Probieren wir es, mal sehen, ob es uns gelingt. Ein ganzer Tag nur mit Frohsinn. Und wenn uns jemand begegnet, der jammert, dann sagen wir ihm: „Bitte schön, heute versuchen wir einmal alle beide, nicht zu jammern.“ Vielleicht funktioniert es.

Ein guter Scherz bringt Freude ins Leben

Während meiner Ausbildungsjahre in Los Angeles hatte ich einen Freund, der ein sehr erfolgreicher Neurologe war. Er war aber nicht nur für seine ärztliche Heilkunst bekannt, sondern auch für die vielen Scherze, die er wann immer möglich machte. Er konnte es nicht lassen, immer wieder jemanden auf den Arm zu nehmen und zu necken.

Seine Fantasie war grenzenlos. So erfand er zum Beispiel ein Spiel, das er „Leute grüßen“ nannte. Wenn er also mit seinem Auto unterwegs war, grüßte und winkte er jedem zu, an dem er vorbeifuhr. Die meisten Leute schauten ihn verwundert an, manche winkten zurück oder gingen schmunzelnd weiter. Mein Freund hatte auf jeden Fall Freude an diesem Spaß und amüsierte sich königlich. Er forderte auch seine Beifahrer auf, bei der Grußaktion oder bei sonstigen erheiternden Sachen mitzumachen. Ich werde diesen Menschen, dem es gelungen ist, ein übermütiges Kind zu bleiben, nie vergessen. Obwohl er älter als 45 Jahre war, hatte er immer noch Freude an seinen Spitzbubenstreichen. Trauen auch Sie sich einmal, einem Kollegen oder einem Freund einen lustigen Streich zu spielen, über den er und Sie dann lachen können? Warum denn nicht? Nur Mut, und schämen Sie sich dabei nicht! Es heitert den Alltag auf und bringt Freude ins Leben!

Warum man im Leben nicht die Übersicht verlieren sollte

Es kommen manchmal Patienten zu mir, die sagen: „Herr Doktor, ich weiß nicht mehr, was mit mir los ist. Ich kenne mich mit meinem Leben einfach

nicht mehr aus. Irgendwie ist alles falsch, was ich mache. Um mich herum ist alles dunkel."
Zu solchen Leuten sage ich Folgendes: „Wenn ich höre, was Sie mir so erzählen, dann kommt mir vor, Sie haben etwas verloren, und zwar die Übersicht. Wenn man in einem dunklen Tunnel ist, glaubt man, es gäbe kein Licht mehr. Man sieht nur schwarz und denkt, es gäbe keinen Ausweg. Aber stellen Sie sich vor, Sie sitzen auf einer Wolke und schauen von oben herab auf Ihr Leben. Betrachten Sie es aus der Distanz vom Anfang an bis zur Gegenwart. Es ist doch zum Staunen, was da alles passiert ist und was Sie schon alles gemeistert haben. Dann werden Sie sehen, dass Ihr jetziger dunkler Zustand nur eine Phase ist, die Sie richtig einschätzen müssen. Wer die Übersicht hat, wird kaum verzweifeln! Die Übersicht gibt einem die Vision von draußen und man erkennt, dass es durchaus normal ist, wenn man sich hin und wieder in einer Krisensituation befindet. Es ist wie eine Welle, die einen mitnimmt. Plötzlich zieht sie einen hinunter und man befindet sich in einem Wellental, von dem aus der nächste Wellenkamm unüberwindbar scheint. Doch dann nimmt einen das Wasser wieder mit und hebt einen nach oben.
Darum mein Rat: Setzen Sie sich auf eine kleine Wolke und schauen Sie hinunter, dorthin, wo Sie sich gerade befinden und wenn Sie sich in einem Tief sehen, so warten Sie, bis die nächste Welle kommt und Sie mitnimmt. Denn diese Welle kommt sicher!

Freude an sich selbst haben

Beginnen Sie jeden Tag mit neuem Mut.
Ich glaube, dabei ist es sehr wichtig, Freude zu haben: Freude am eigenen Leben, Freude an den Menschen, mit denen man das Leben teilt, Freude an der Arbeit und vor allem – das ist doch das Wichtigste – Freude an sich selbst. Es kann schon sein, dass es mit dem An-sich-selber-Freude-haben manchmal ein bisschen hapert. Dass es nicht so geht, wie man will, dass man sich einfach nicht mag und glaubt, man mache alles falsch und verkehrt. In solchen Situationen fehlt die Lebensfreude.
Hierzu gebe ich Ihnen gerne einen Tipp: Sagen Sie sich einmal etwas Schönes! Am besten, nachdem Sie sich am Morgen gewaschen, gekämmt und für den Tag hergerichtet haben; schauen Sie in den Spiegel und sagen Sie zu Ihrem Spiegelbild: „Super schaust du aus, schön bist du! Deine Augen leuchten, heu-

te machst du sicher alles gut!“ Also, schauen Sie sich recht liebevoll an und machen Sie sich ein Kompliment, so wie Sie es sich wünschen, es von anderen zu bekommen. Das tut Ihnen sicher gut und gibt Ihnen ein bisschen Kraft und Optimismus für den Tag.

Über den wichtigsten Arzt im Leben

Über Ärzte und ihre Heilungsmethoden wird viel gesprochen und geschrieben, Gutes und Schlechtes, das Thema ist sehr populär. Jeder Steuer zahlende Bürger hat einen Vertrauensarzt und sucht diesen und auch andere Ärzte, je nach Bedarf, selten oder öfters auf.
Ich will aber von einem Arzt berichten, der der wichtigste und beste von allen ist. Bevor Sie also viele Ärzte aufsuchen, bleiben Sie lieber bei dem einen, der Sie in- und auswendig kennt. Sie werden jetzt sagen: „Aha, der Doktor Pizzecco will Werbung für sich selber machen!“ Aber das stimmt nicht. Ich will Ihnen nämlich sagen, der wichtigste Arzt sind Sie selbst, denn niemand kennt Sie so gut und niemand weiß besser über Ihre Lebensgewohnheiten Bescheid. Deshalb rate ich Ihnen, wenn es Ihnen einmal nicht gut geht, reagieren Sie nicht mit Panik, sondern hören Sie auf Ihren inneren Ratgeber. Meist gibt

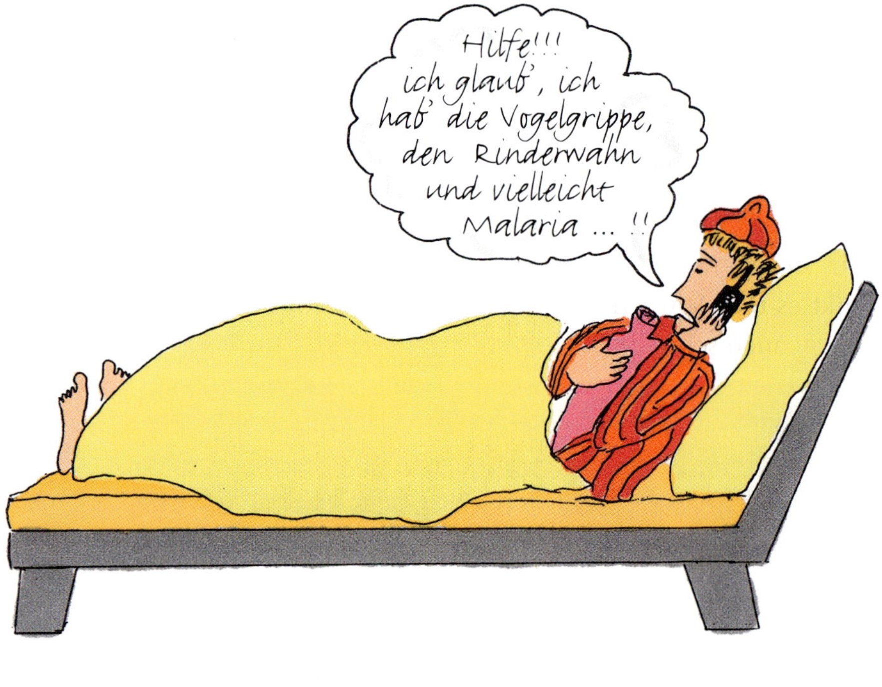
Hilfe!!! ich glaub', ich hab' die Vogelgrippe, den Rinderwahn und vielleicht Malaria ... !!

uns der Körper die richtigen Signale, was für uns gut ist und was nicht. Und wer die Signale beachtet, die der Körper aussendet, wird meist viel schneller gesund als der Patient, der viele Medikamente schluckt. Die Ratschläge des inneren Arztes haben kaum Nebenwirkungen und kosten nicht viel.
Ich kann Ihnen nur empfehlen, auf Ihren inneren Arzt zu hören, wenn es Ihnen nicht gut geht. Denken Sie nach, was Ihr Körper Ihnen sagen will. Vielleicht lautet seine Botschaft manchmal nur: „Mensch, leg' dich heute hin und lass' es dir gut gehen, dann bist du schon morgen oder übermorgen wieder gesund. So schnell brauchst du keine Hilfe von draußen, mit diesem Wehwehchen wirst du alleine fertig."

Gedanken über Mensch und Wetter

Jeder weiß es: das Wetter beeinflusst unsere Gesundheit. Ob es regnet oder die Sonne scheint, ob es kalt ist oder warm, föhnig oder windig – wir spüren die Auswirkungen des Wetters. Wir jammern, der Wind verursache Kopfweh, die Nässe Kreuzschmerzen, die Hitze niederen Blutdruck und so weiter. Nur selten sind wir mit dem Wetter zufrieden.
Ich erinnere mich an die Zeit, in der ich in Los Angeles gelebt habe. Eineinhalb Jahre hatte ich mehr oder weniger das gleiche Wetter: sonnig und angenehm warm, kaum ein Regentropfen, meist strahlend blauer und wolkenloser Himmel. Irgendwie war das damals schrecklich eintönig für mich. Unser Klima hier, mit seinen schwankenden Temperaturen, mit Sonne, Regen Schnee und mit seinen wechselnden Jahreszeiten, die uns immer neue Farben, Düfte und Stimmungen bescheren, das ist doch etwas Aufregendes, Wunderschönes! Daran sollten wir denken, wenn uns Föhn oder Feuchtigkeit wieder einmal zusetzen. Es sind ja meist kleine Wehwehchen, die uns das Wetter beschert. Dafür schenkt es uns Abwechslung und viele Freuden und – sobald es sich ändert, vergehen auch schnell die von ihm verursachten Unpässlichkeiten. Stellen Sie sich vor, wie trostlos es wäre, wenn wir hier die klimatischen Verhältnisse hätten, mit denen sich Menschen in vielen Regionen der Erde abfinden müssen. Überschwemmungen, Dürre, Orkane – und das immer wieder.
Also: Vergessen Sie die Nebenwirkungen des Wetters, freuen Sie sich am Sonnenschein, aber auch an den Regentropfen, die uns das lebensnotwendige Wasser schenken, am Schnee, der uns im Winter viel Spaß bereitet, an den Wolkengebirgen droben am Himmel und auch am Wind, der sie wieder wegbläst.

Gedanken zu unseren Beinen

Unlängst war eine ältere Dame bei mir im Ambulatorium. Sie lag auf dem Behandlungsbett und sagte: „Ach, Herr Doktor, mir geht's nicht gut. Meine Beine tragen mich nicht mehr. Wenn man nicht richtig gehen kann, macht das Leben keine Freude mehr, dann sollte man eigentlich zum Herrgott gehen."
Ich habe sie kurz angeschaut und ihr erklärt: „Schauen Sie sich Ihre Beine an und denken Sie nach, was Sie mit deren Hilfe schon alles erlebt haben. Wohin haben Sie diese zwei armen Beine getragen? Hinauf, hinab, hinein, heraus, sie haben Sie getragen, wenn Sie ein Kind gehalten oder Lasten geschleppt haben, mit Ihren Beinen sind Sie gewandert, mit dem Rad gefahren, haben getanzt. Diese Beine waren immer Ihre Helfer, durchschnittlich sechzehn Stunden am Tag. Und das nicht zehn oder zwanzig Jahre lang, sondern fünfundsiebzig, meine liebe Dame." Zuerst hat sie mich verwundert angeschaut, aber dann hat sie gemeint: „Eigentlich haben Sie nicht ganz unrecht."
Ich empfehle Ihnen, einmal nachzudenken, wie viele Kilometer, wie viele tausend Kilometer diese Beine Sie getragen haben und immer noch für Sie da sind. Es gibt kein Auto und keine Maschine, die so lange existieren könnte, aber unsere Beine halten es tatsächlich ein ganzes Leben lang mit uns aus.

Sollen wir unsere Kinder mit Strenge erziehen?

Erziehung ist ein sehr kompliziertes und schwieriges Thema. Alle Kinder und alle Eltern sind verschieden, die Zeiten haben sich bekanntlich auch geändert, darum können keine allgemein gültigen Erziehungsregeln aufgestellt werden. Besonders deshalb sollte der Realitätsbezug zum Leben nach der Kindheit nicht verloren gehen.
Dazu wieder ein Beispiel aus meiner Praxis: Eine Mutter kam völlig entnervt zu mir. Sie habe zwei Kinder, einen vierzehnjährigen Buben und ein zwölfjähriges Mädchen, die frech und ungezogen seien, sich überhaupt nichts mehr sagen ließen und die nur noch ihre eigenen Wege gingen. Sie als Mutter sei immer für die Kinder da gewesen, und habe für sie gut gesorgt. Nun aber denke sie, sie habe in der Erziehung alles falsch gemacht.
Solche und ähnliche Klagen höre ich oft und es ist schwer, darauf die richtige Antwort zu finden. Denn zu allen Zeiten versuchen Eltern, ihre Kinder gut und liebevoll zu erziehen. Es gibt da verschiedene Trends. Jener der völlig

antiautoritären Erziehung scheint nun Gott sei Dank vorbei zu sein. Ich hatte in der Volksschule einen Lehrer, der war sehr nett und wir alle haben ihn geliebt. Aber wenn er sich über etwas aufgeregt hat, so hat er uns bei den Ohren gezogen. Und ich muss sagen, aus uns allen ist etwas „Ordentliches" geworden.
Heute wäre es vollkommen unvorstellbar, dass ein Lehrer die Kinder bei den Ohren zieht oder ihnen gar eine Ohrfeige gibt. Körperliche Züchtigungen und die Zeit der „Ohrfeigenerziehung" sind endgültig vorbei!
Dennoch bin ich der Meinung, dass Regeln, Grenzen und Disziplin das Fundament jeder Erziehung bilden und dass Zuneigung und Liebe, aber auch Konsequenz und Strenge unverzichtbare Mittel sind, um die Regeln zu befolgen. Wenn wir unsere Kinder vor allem beschützen wollen, jedes Hindernis beseitigen und sie immer den leichtesten Weg mit dem geringsten Widerstand gehen lassen, wie wollen wir sie dann stärken und auf das Leben vorbereiten? Das Leben wartet später oft mit „Riesen-Watschen" auf uns. Die Lebensumstände sind in den letzten dreißig Jahren nicht einfacher geworden, der Existenz- und Konkurrenzkampf wird immer härter und rücksichtsloser. Die Ohrfeigen, die uns dann ausgeteilt werden, die tun wirklich weh, umso mehr, wenn man vorher nie eine bekommen hat.
Darum meine ich, Eltern sollten ihre Kinder mit gesundem Hausverstand und der nötigen Strenge erziehen, um sie gesellschaftsfähig zu machen.

Kinder brauchen Grenzen und wenn wir sie ihnen nicht setzen, sind sie haltlos und verloren.

Wer als Kind nicht gelernt hat, Grenzen zu respektieren, dem werden sie später zum Verhängnis und zum Gefängnis!

Die Nachbarn

Oft beklagen sich Leute, sie seien nervlich erschöpft, weil sie seit Jahren Probleme mit ihren Nachbarn hätten.
Jeder von uns hat Nachbarn. Sie wohnen unter uns, über uns, neben uns – sie sind uns nahe. Diese Nähe hat Vorteile und Nachteile. Der Nachbar weiß, wie wir leben, er hört und sieht, was wir machen, ist über unser Kommen und Gehen informiert. Das eine oder andere müssen wir vielleicht sogar mit ihm

teilen: den Parkplatz etwa oder die Heizungsanlage oder das Treppenhaus, vielleicht den Gartenzaun oder den Komposthaufen. Und da kann es natürlich Konflikte geben, klar.
Aber nun stellen Sie sich einmal vor, Sie würden im Outback „Australiens" leben, wo der nächste Nachbar mindestens 50 Kilometer entfernt und nur über Funk erreichbar ist. Überlegen Sie, wie einsam und trostlos das Leben ohne Menschen wäre, die in Ihrer Nähe sind und mit denen Sie über Wichtiges und Unwichtiges sprechen können. Und im Falle einer Notsituation ist es doch meist der Nachbar, der als erster hilft.
Wie wär's, wenn Sie Ihren Nachbarn hie und da zeigen, dass Sie sie schätzen, dass Sie froh sind, sich mit ihnen nicht nur mittels eines Funkgerätes unterhalten zu können?

Wenn der Kopf Probleme bereitet

Ein Patient kam sichtlich verzweifelt in meine Ordination und klagte, ich müsse ihn untersuchen, denn er glaubte, er leide unter Alzheimer. Der Mann war fünfundvierzig Jahre alt und sah gut und gesund aus.
Unwillkürlich musste ich lachen. „Mein Herr", sagte ich, „Sie sind nur einer der vielen, die meinen, sie hätten Alzheimer." Aber der Mann schüttelt traurig den Kopf und erklärte mir, er würde alles vergessen, nichts bleibe in seinem Kopf, er merke sich nichts. Er verliere oder verlege die Schlüssel, er gehe in ein Geschäft und wisse drinnen nicht mehr, was er eigentlich hätte kaufen wollen und so ginge es weiter, sein Kopf funktioniere einfach nicht mehr.
Wenn Ihnen, liebe Leserin und lieber Leser, solche oder ähnliche Probleme bekannt sind, und auch Sie fürchten, Ihr Gehirn sei von einer schrecklichen Krankheit befallen, so will ich Sie an dieser Stelle beruhigen. Alzheimer bekommt man meist sehr spät und zum Glück ist es eine seltene Krankheit. Und Vergesslichkeit alleine ist Gott sei Dank noch lange kein Beweis, von dieser Krankheit befallen zu sein.
Viele Menschen um mich herum jammern über Vergesslichkeit. Kein Wunder! Was tagtäglich auf uns einstürmt, wird uns zu viel. Wir dürfen uns nicht mehr in Ruhe auf eine Sache konzentrieren, sondern Verschiedenes soll gleichzeitig und schnellstens erledigt werden. Wir stehen ständig unter Druck. Unser armer Kopf soll hunderte Informationen speichern, sie verarbeiten, Entscheidungen treffen, da ist es doch ganz normal, dass wir schnell müde und

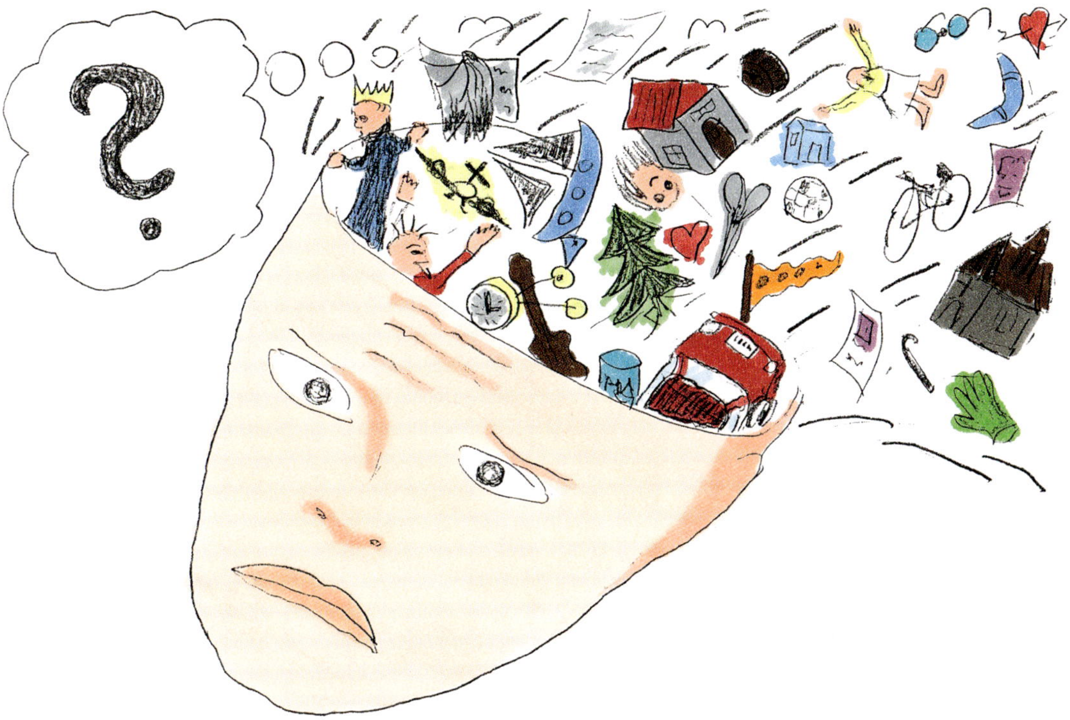

unkonzentriert werden und eben Sachen vergessen. Das passiert den Jungen ebenso wie den weniger Jungen.
Versuchen Sie Abhilfe zu schaffen, indem Sie das notieren, was Sie nicht vergessen und unbedingt erledigen wollten. Und wenn alles im Kopf drunter und drüber zu gehen scheint, dann machen Sie einfach einen Spaziergang in Gottes schöne Natur und versuchen Sie ein bisschen abzuschalten. Sie werden sehen, auf einmal ordnen sich die Gedanken ganz von selbst wieder und Sie fühlen sich besser. Also, denken Sie nicht an Alzheimer, sondern gönnen Sie Ihrem geplagten Gedächtnis hie und da ein wenig Ruhe!

Warum ein gutes Buch das beste Schlafmittel ist

Viele Menschen haben Probleme mit dem Einschlafen, oder sie wachen in der Nacht auf und können nicht mehr weiterschlafen. Sie fühlen sich gestresst, die Sorgen des Alltags lassen sie auch noch in der Nacht keine Ruhe finden und die Probleme quellen zu Riesengebirgen auf. Tabletten und Pillen

sollen dann den Schlaf auf künstliche Weise herbei zwingen, auch wenn das keine dauerhafte Lösung sein sollte. Aber es gibt ein wunderbares Schlafmittel, das keine Nebenwirkungen hat und ohne Rezept erhältlich ist. Nein, der Fernseher ist es nicht, obwohl man vor dieser Kiste oftmals ein Nickerchen macht. Aber letztendlich wirken viele Nachrichten und Filme belastend auf unseren Gemütszustand und tragen nicht dazu bei, einen erholsamen Schlaf zu finden.
Ich verrate Ihnen, was besser ist: Lesen Sie vor dem Einschlafen ein gutes Buch! Ein gutes Buch hilft wirklich, abends entspannt einzuschlafen. Natürlich soll es kein kompliziertes Werk sein, sondern eine schöne, erfreuliche Lektüre, zum Beispiel ein spannender Roman, der Sie in ferne Länder entführt und spannende Abenteuer mit erleben lässt oder Ihnen bunte Träume beschert. Meist fallen die Augen nach zwanzig Minuten zu und man schläft ruhig und friedlich bis zum Morgen. Statt abends fern zu sehen ist es besser, ein Buch zu lesen. Probieren Sie es einmal aus, Sie werden sehen, wie Sie das entspannt.

Über das Glück, einen älteren Menschen in der Familie zu haben

Ich habe das große Glück, eine Oma in der Familie zu haben.
Ich weiß nicht, ob auch Sie dieses Glück haben, aber ich bin sehr froh, diese Oma zu haben. Heute konzentriert sich alles auf Jugend und Schönheit, auf neu und modern. Alte Menschen und alte Sachen seien nicht so wichtig, denkt man. Dabei tut es so gut, einen alten Menschen im Haus zu haben, der noch etwas erzählen und gute Ratschläge geben kann, der Weisheit und Übersicht besitzt und Lebenserfahrung hat. Das kann uns kein junger Mensch vermitteln, einfach weil er noch nicht so viel erlebt und erlitten hat wie ein alter Mensch. Da im Nachhinein jeder klüger ist, können wir so viel von den alten Menschen lernen, aus ihren Erfolgen und aus ihren Fehlern. Und wenn wir ihre Lebensgeschichten anhören, könnten wir uns so manchen Umweg im Leben ersparen. Die Erfahrung der alten Menschen kann uns oft bei einem Problem weiterhelfen!
Setzen wir uns doch wieder einmal mit Oma und Opa an einen Tisch und lassen wir uns von alten Zeiten erzählen. Den alten Leuten macht das Freude und wir bekommen viele kostbare Ratschläge für unser junges Leben!

Einsamkeit

Eine fünfzigjährige Dame beklagte sich, sie sei ganz allein und fühle sich sehr einsam. Sie arbeite acht Stunden und dann verkrieche sie sich in ihrem Haus. Sie habe niemanden, mit dem sie ausgehen könne.
Ob sie denn keine Verwandten oder Freunde habe, war meine Antwort.
Nun ja, die hätten alle eine Familie und beruflich und privat viel zu tun. Und sie könne doch nicht alleine in ein Lokal gehen oder sich in eine Disko setzen. Dafür sei sie außerdem zu alt.
Ich habe sehr viel über diese Dame nachgedacht. Ist man eigentlich nicht selber schuld, wenn man alleine ist?
Wer sich verkriecht, dem ist es unmöglich, jemanden zu treffen und er kann von anderen auch nicht gefunden werden. Also ist Sich-Verkriechen nicht die richtige Methode, wenn man sich einsam fühlt.
Was tun? Ein Disco- oder Barbesuch ist nicht jedermanns Sache. Auch Singlebars, wie es sie in Amerika oder in großen europäischen Städten gibt, gibt es hier nicht. Aber das alles brauchen wir auch gar nicht. Ein bisschen Bewegung an der frischen Luft, Weiterbildungskurse, Seminare, Fitnesstraining, Schwimmkurse, überall trifft man Leute, mit denen man sprechen und mit denen man Kontakte knüpfen kann. Wer Mitglied eines Vereins ist oder bei einem Chor oder bei einer Musikkapelle mitmacht, findet sicher Anschluss und Freunde, die sich zu festgesetzten Zeiten treffen.
Wer sich nicht bewegt und keine Initiative ergreift, kann auch niemanden finden. Einsamkeit ist auch ein bisschen selbst verschuldet. Also gehen Sie hinaus und schauen Sie sich ein bisschen um. Es gibt so viele einsame Leute, die sich freuen würden, Sie zu treffen!
Mein Rat an Sie: Machen Sie das, was Ihnen Spaß macht, denn dort treffen Sie die Leute, die zu Ihnen passen! Wer sich versteckt, wird nicht gefunden!

Über die „Handy-Krankheit"

Die modernste und weit verbreitetste Krankheit, die es gibt, ist die Handy-Krankheit.
Da sitze ich eines Tages in einem Cafè und höre hinter mir leidenschaftlich, aber völlig zusammenhanglos diskutieren und reden. Ich drehe mich um und sehe fünf Jugendliche, jeder mit einem Mobiltelefon am Ohr und jeder wild

mit irgendeinem oder einer entfernten Unsichtbaren palavernd. Ein sehr geräuschvolles Durcheinander, das mich über die jungen Leute und über die lustige Situation schmunzeln lässt.
Aber eigentlich ist die Sache gar nicht so lustig wie es scheint. Ist es nicht beängstigend, welche Ausmaße das Telefonieren angenommen hat? Bei jeder Gelegenheit, und sei sie auch noch so unwichtig, muss eine telefonische Meldung erfolgen. Die Themen „Was machst du gerade?" und „Wo bist du gerade?" werden am häufigsten behandelt und ich frage mich, ob bestimmte Fragen und Antworten wirklich so unaufschiebbar sind, um zu telefonieren. Fast schon zwanghaft wird zum Handy gegriffen, die Menschen sind Sklaven dieses kleinen Geräts geworden. Sie würden sich ohne Handy von der Welt abgeschnitten, einsam und unsicher fühlen.
Wäre es nicht den Versuch wert, einmal für ein paar Stunden das Handy abzuschalten und nur in ganz dringenden Fällen zu benützen? Da müsste doch plötzlich Ruhe einkehren, wenn nicht dreißig Mal am Tag die ganz individuell-penetrante Handy-Melodie ins Ohr kriecht. Vielleicht hätten wir dann Zeit, auch auf andere Dinge zu hören und vielleicht käme mehr Ruhe in unsere Seele.

Haben Sie gewusst, dass Sie täglich 9000 Bilder malen?

Kennen Sie einen Maler, der 9000 Bilder am Tag malt? Ich kenne solche Maler. Und ich würde sagen, auch Sie kennen einen besonders gut, denn dieser Maler sind Sie! Tatsächlich malt ein Mensch im Durchschnitt täglich 9000 Gedankenbilder auf seine „innere Leinwand". Es ist natürlich eine unglaubliche Leistung, 9000 Bilder zu kreieren und zu speichern. Ihr Hirn kann das, toll!
Und jetzt mein Tipp: Wenn es wirklich so ist, dass Sie 9000 Bilder am Tag mit Ihren Gedanken malen, dann meine ich, wäre es doch sinnvoll, schöne Bilder zu malen. Vielleicht kann gleich Ihr nächster Gedanke sich auf etwas Lustiges oder Angenehmes beziehen, und schon entsteht ein freundliches, hübsches Bild. Und wenn Sie im Lauf des Tages mehrere bunte, fröhliche Bilder in Ihrem Kopf haben, ist es sehr wahrscheinlich, dass Sie gute Laune haben und sich beschwingt fühlen. Und Sie selbst waren es, der zu Ihrem Wohlbefinden beigetragen hat. Sie können sich zu Ihrem „Kunstverstand" selbst ein Kompliment machen. Ich wünsche Ihnen viele schöne und lebensfrohe Bilder!

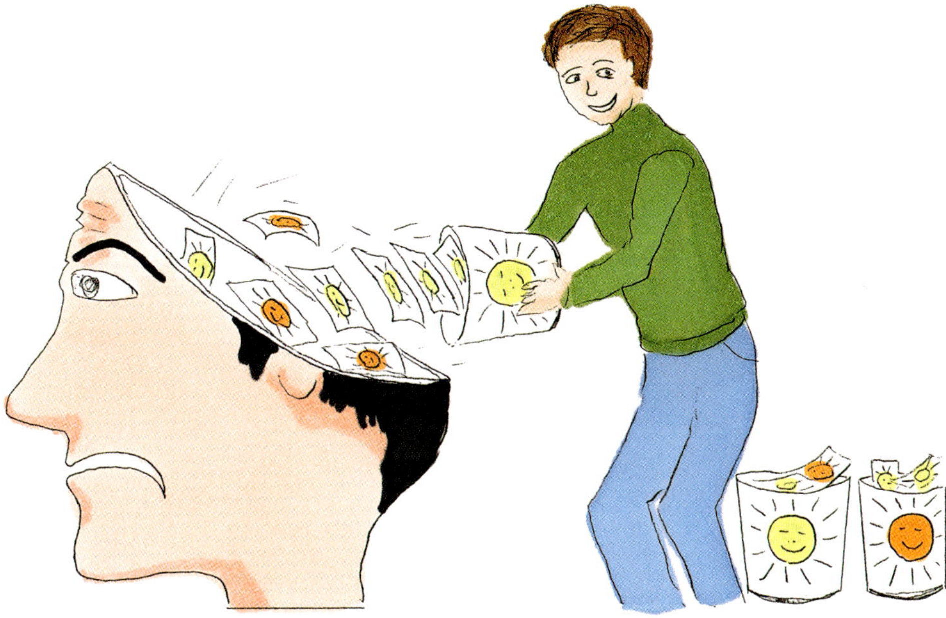

Jugend und Schönheit

Manchmal werden schon die eigenartigsten Probleme an mich herangetragen. Eines Tages kommt eine Mutter mit ihrer 14-jährigen Tochter zu mir in die Praxis. Das Mädchen hat die fixe Idee, es hätte zu kurze Beine. Ob man nicht etwas machen könne, um die Beine zu verlängern, sie habe nämlich etwas darüber gelesen.

Und Anfragen dieser Art höre ich oft, meistens von jungen Leuten zwischen dreizehn und vierzig Jahren. Der eine meint, seine Nase müsse korrigiert werden, die andere wünscht sich eine üppigere Brust, der nächste wäre mit einer Fett-Absaugung glücklich.

Ich frage mich, woran das liegt. Diese Menschen sind überzeugt, bei ihnen stimme etwas nicht, sie seien krank, weil sie nicht die perfekte Figur oder das perfekte Gesicht haben. Und wenn ich manchmal frage, wer ihre Schönheitsidole seien, höre ich von Models, Starmania-Girls und Schlagersängerinnen und -sängern.

Junge Mädchen und Burschen glauben, was sie im Kino und im Fernsehen sehen, sei die Norm, sich selbst hingegen sehen sie als abnormal und hässlich. Welch ein Irrtum! Schauen wir uns doch um, wie es in der Alltagswelt aussieht. Da wimmelt es von Menschen mit kurzen oder dicken Beinen, mit einem zu groß geratenem Potex oder einer zu kleinen Brust, mit einer Rübennase oder einem Kaninchengebiss. Na und? Das sind alles nette, liebenswerte Leute und wenn man sie näher kennt, fallen die kleinen Schönheitsfehler gar nicht auf. Es ist vielmehr so, dass die kleinen Fehler das Normale sind und nicht der perfekte Körperbau. Wir müssen dem Herrgott dankbar sein, wenn wir einen funktionierenden Körper ohne größere Behinderungen haben. Sagen wir doch unseren Kindern, dass das, was wir tagtäglich im Fernsehen gezeigt bekommen, nicht der Realität entspricht! Dass es im Leben viel mehr auf ein freundliches, liebes Wesen ankommt als auf eine Superfigur. Dieser Schönheitswahn kann zu ernsten seelischen und körperlichen Problemen wie etwa Bulämie und Magersucht führen, denen wir Ärzte leider immer häufiger begegnen.

Darum mein Rat: Helfen Sie Ihren Kindern dabei, Models, Fernsehansagerinnen oder Fernsehstars nicht zu verherrlichen. Sagen Sie ihnen immer wieder, dass diese nur Ausnahmen darstellen und dass diese Menschen trotz „Schönheit" im tiefsten ihrer Seele oft noch viel unglücklicher sind, als wir mit unseren Fehlern.

Wie man über das „Kranksein" denken soll

Ich habe die Ehre, Ihnen zwei bekannte Figuren vorzustellen: Die eine ist der Herr Schwarz, die andere der Herr Weiss.

Herr Schwarz ist, so wie es sein Name sagt, ein Mensch, der alles ein bisschen schwarzsieht. Er heißt auch Peter, nun Sie wissen schon, wie jener im Kartenspiel. Und meistens geht bei ihm im Leben tatsächlich vieles schief, wahrscheinlich, weil er ein unverbesserlicher Pessimist ist.

Im Gegensatz zu Herrn Schwarz entwickeln sich bei Herrn Weiss die Dinge meistens gut. Er hat in sich etwas, das ihn immer wieder zum Positiven zieht. Schauen wir einmal, wie sich die zwei Figuren im Krankheitsfall verhalten. Also krank werden, das können alle beide, der Herr Schwarz und der Herr Weiss. Nur dass Herr Schwarz, wenn er krank ist, gleich zu jammern anfängt, wie schlecht es ihm gehe, dass das Wetter daran schuld sei oder dass ihn jemand angesteckt habe. Und diese Viren! Er brauche unbedingt eine Medizin und es müsse schleunigst ein Arzt her, um ihm zu helfen.

Herr Weiss erkrankt ebenfalls. Er ist auch nur ein Mensch. Aber wenn er krank ist, dann legt er sich einen Tag oder auch zwei ins Bett, und sagt: „Ja, das ist ein

Zeichen, dass mein Körper einmal Ruhe braucht. Aber morgen oder übermorgen bin ich sicher wieder gesund." Meistens braucht er keine oder nur wenig Medizin. In seinem Kranksein sieht er bereits die Wende zur Genesung.
Wieso nicht ein bisschen wie Herr Weiss sein, wenn Sie sich krank fühlen? Also denken Sie, Kranksein ist eine Phase, die vorüber geht. Und einmal einen Tag ausrasten, ist auch nicht schlecht. Ihr Körper braucht das, vielleicht will er Ihnen ein Signal geben. Außerdem sollten wir uns merken, dass Gesundsein die Regel und Kranksein die Ausnahme ist. Unser Körper und unsere Seele sind von Natur aus fast immer gesund, also 95 Prozent der Menschen sind gesund, nur 5 Prozent sind krank. Und wenn Sie einmal zu den 5 Prozent gehören sollten, lassen Sie die Krankheit einfach vorbei gehen. Bald ist alles schon wieder besser.

Warum wir uns heute als privilegierte Menschen bezeichnen müssen

Ich habe eine gute Nachricht für Sie: Sie sind ein privilegierter Mensch. Sind Sie sich dessen überhaupt bewusst?
Sie werden jetzt sagen: „Was will der von mir?" Aber ich will Sie eigentlich nur darauf aufmerksam machen, dass wir hier in Südtirol oder allgemein in der westlichen Welt über besondere Privilegien verfügen und außerordentlichen Luxus besitzen. Das fängt schon in der Früh an, wenn wir aufstehen, ins Bad gehen, den Wasserhahn aufdrehen und es als angenehm empfinden, wenn das warme oder kalte Wasser über unsere Haut rinnt. Wir sollten uns bewusst sein, dass diese Annehmlichkeit nicht selbstverständlich ist! Schätzen wir diesen Luxus?
Also, es ist doch so, dass dieser Luxus des kalten und warmen Wassers nicht überall auf der Welt zu haben ist. Auch in unseren, mit ausreichend Wasser gesegneten Breiten gab es früher Wasser nur in Häusern mit eigenem Brunnen. Vor 100 Jahren war es noch ein Riesenluxus, warmes Wasser oder überhaupt einen Wasserhahn im eigenen Haus zu haben. Oma und Opa könnten uns davon noch erzählen.
Eine kleine Anregung: Wenn Sie den Wasserhahn aufdrehen, denken Sie: Habe ich ein Glück! Ich habe es so gut, wie es Milliarden Menschen, die vor mir gelebt haben und viele, die auch jetzt noch auf Erden leben, nicht haben. Ist das nicht ein Grund zur Freude?

Zu stolz, um über Probleme zu reden

Einmal kommt ein Mann zu mir in die Praxis und sagt, er sei so traurig. Er leide an Depressionen und wünsche, mit jemandem zu reden. Er sei her gekommen, um wenigstens mit mir sprechen zu können. Ich habe ihn gefragt, ob er niemanden habe, dem er seinen Kummer anvertrauen könne. Darauf sagt er: „Na wissen Sie, die Leute dürfen nicht wissen, dass ich traurig und depressiv bin."

Wir leben in einer Zeit, in der wir Menschen nur stark, schön und ohne Schwächen sein möchten. Wir schämen uns, zuzugeben, wenn es uns manchmal nicht gut geht, wenn wir traurig und depressiv sind und scheuen davor zurück, über unsere seelischen Probleme zu sprechen.

Als Arzt kann ich Ihnen versichern: jeder Mensch hat Momente der Traurigkeit, heute sogar mehr denn je.

In solchen Situationen ist es ganz wichtig, sich zu öffnen und sich einer nahe stehenden Person anzuvertrauen. Fast jeder Mensch leidet einmal in seinem Leben unter einer Depression. Sei es, dass man einen geliebten Menschen verloren hat, eine Trennung bevorsteht, die Kinder das Elternhaus verlassen haben, dass man die Arbeit verloren hat oder dass eine Krankheit vorliegt. Über Probleme zu sprechen, braucht sich niemand zu schämen!

Andere Leute haben doch auch ihre Sorgen. Eine richtige Freundschaft entsteht oft erst, wenn man jemandem Vertrauen schenkt, über seinen Schmerz spricht und dafür mit Verständnis belohnt wird.

Darum rate ich Ihnen, sich nicht zu verstecken, wenn Sie seelisch in einem tiefen, schwarzen Loch stecken. Glauben Sie nicht, Sie würden sich eine Blöße geben, wenn Sie von Ihren Problemen sprechen, und seien Sie nicht zu stolz, andere Menschen um ein Gespräch zu bitten. Ein anderes Mal könnten nämlich Sie die- oder derjenige sein, welche oder welcher mit einem einfühlsamen Gespräch helfen kann!

Die Telefonlinie, die jeder haben sollte

Jetzt erzähle ich Ihnen von einer geistlichen Krankenschwester, Sister Nancy von Bangalore in Südindien.

Sie hat mit mir zusammen in den Elendsvierteln gearbeitet, da waren pro Tag ungefähr 400 Patienten zu behandeln. Und diese Schwester ist immer wieder,

wenn es ein Problem gab, für kurze Zeit von der Arbeit verschwunden und hat gesagt: „Ich gehe jetzt ganz kurz den Kardinal anrufen und bitte ihn um einen guten Rat." Und meist ist sie nach ein paar Minuten froh zurückgekommen und hat lächelnd gesagt: „Jetzt weiß ich, wie's geht." Und das hat sie mehrere Male am Tag gemacht. Einmal bin ich ihr stillschweigend gefolgt und habe sie ein wenig bespitzelt. Sie stand hinter dem Haus und hat kurz gebetet. Und da habe ich kapiert, wer dieser Kardinal war. Irgendwie hatte sie eine spezielle Linie zum Herrgott und jedesmal, wenn sie für ein Problem keine Lösung wusste, bediente sie sich dieser Verbindung.
Ich selbst benütze auch manchmal so ein Telefon. Wenn man mit niemandem reden kann und weder Rat noch Hilfe weiß, ist es wichtig, so eine „Telefonlinie" zu haben.

Jeder Mensch sollte eine Leitung zur „oberen Etage" haben,
denn dort bekommen alle in dem Moment Rat und Kraft,
wo sie es am dringendsten brauchen.

Wie wir mit unseren Mitmenschen reden sollten

Jeder von uns sollte dann und wann seine Redegewohnheiten überdenken. Im Lauf eines Tages begegnen uns viele Menschen: gute Freunde, Bekannte, Junge und Ältere. Wie oft heißt es dann nur: „Ja, Grüß Gott!" und vielleicht noch recht uninteressiert: „Geht's gut?" und damit ist das Gespräch auch schon beendet.
Noch schlimmer ist es, wenn es heißt: „Du schaust heute nicht gut aus.", oder „Wie schaust denn du heute aus? Hast du schlecht geschlafen? Du wirkst so zerknittert." Solche Aussagen schmerzen, wenn sie ohne wirkliches Interesse so dahin geredet werden. Sie verunsichern den armen Teufel, den sie betreffen. Stellen Sie sich vor, Sie werden in dieser Weise angesprochen, vielleicht sogar mehrmals. Wie würden Sie reagieren? Wahrscheinlich führt Sie der erste Weg zum Spiegel, um Ihr Aussehen zu überprüfen. Im schlimmsten Falle laufen Sie gleich zum Arzt, weil Sie sich plötzlich wirklich nicht gut fühlen.
Drehen Sie doch den Spieß um und versuchen Sie, die Leute mit ermunternden Sätzen anzusprechen, zum Beispiel: „Du schaust heute fesch aus." oder „Der Schal oder der Pullover steht dir sehr gut." oder „Was ist los? Deine Au-

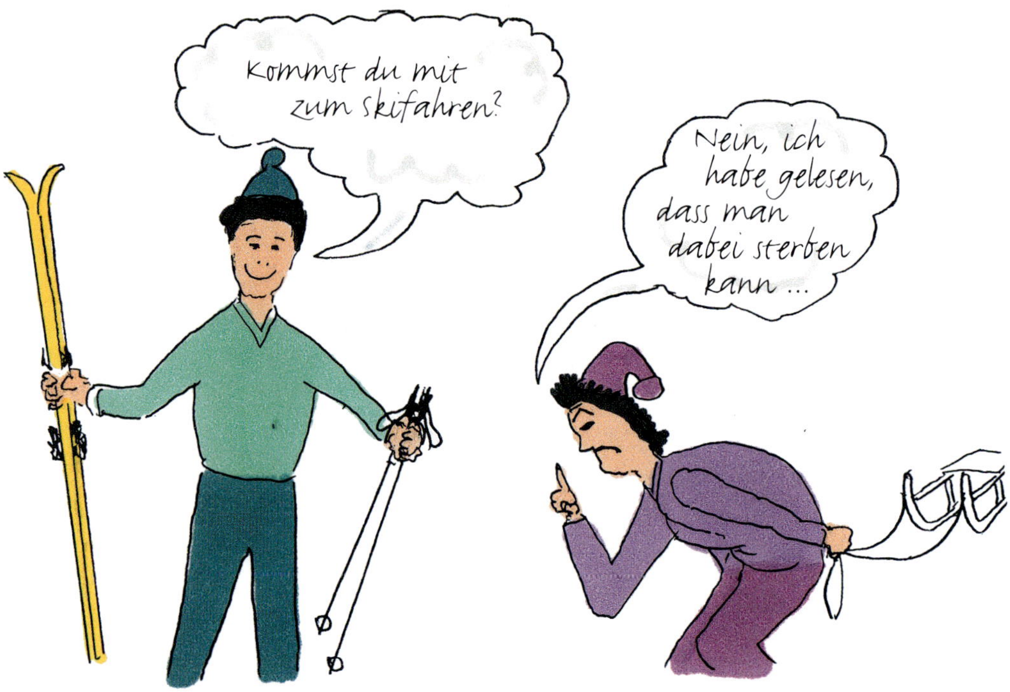
Kommst du mit zum Skifahren?
Nein, ich habe gelesen, dass man dabei sterben kann ...

gen leuchten heute so schön.“ Sagen Sie etwas Positives und Sie werden sehen, wie gut das tut, dem Angesprochenen und Ihnen. Und vielleicht bekommen Sie auch bald ein wohltuendes Kompliment zurück.

Angreifen, berühren, streicheln

Ich glaube, jeder Mensch hat es im Grunde genommen gern, wenn man ihn in guter Absicht berührt, wenn man ihn „hätschelt“.
Wir erinnern uns an die Kindheit, da wurden wir getragen, geschaukelt, gestreichelt und wir haben uns dabei geliebt und beschützt gefühlt.

Dieses Bedürfnis nach „Streicheleinheiten“ bleibt, auch wenn wir älter werden, doch die meisten Menschen schämen sich für diesen Wunsch nach Nähe und scheuen vor Berührungen zurück.

Schon meine neunjährige Tochter reagiert zurückhaltend, wenn ich sage: „Komm her zum Papi“ und wenn ich sie ein bisschen herzen und an mich drücken will.

Auf der einen Seite fangen wir schon in der Kindheit an, zum Schutz unserer Intimsphäre Abstand zu unseren Mitmenschen zu wahren, anderseits bleibt die Sehnsucht nach menschlicher Wärme. Massagen und ein Besuch beim Physiotherapeuten sind deshalb nicht nur für den Körper, sondern auch für die Seele wohltuend. Alte Leute in Seniorenheimen freuen sich sehr, wenn jemand kommt, der ihnen zart über die Hand oder über den Kopf streicht. Solche Gesten wirken auf das Wohlbefinden oft besser als ein Medikament. Schon ein Händedruck kann freundschaftliche Gefühle vermitteln. Ich glaube, die Menschen sollten einander mehr Nähe spüren lassen. Eine Nähe, die sich nicht nur in Worten ausdrückt und den Verstand anspricht, sondern eine Nähe, die über das körperliche Fühlen erfahrbar wird.
Ich möchte auch Sie dazu ermuntern!

Über das Dienen

An einem schönen Sonntag machte ich eine Bergtour und da bin ich an einem Stadel vorbei gegangen, auf dessen Tür der Spruch stand: „Mensch, sei froh, dass du dienen kannst.“ Ich habe lange über diesen Satz nachgedacht. Wenn man heute über das Dienen spricht, denkt man unwillkürlich an Menschen, die für andere Arbeiten verrichten müssen. Heute will jedoch keiner mehr Diener sein. Klar, jeder will Chef sein. Dienen – das grenzt doch an Sklaverei.
Ja, das ist die allgemeine Ansicht in der heutigen Zeit. Dabei ist das Dienen genau das, wofür wir Menschen eigentlich geboren sind. Dienen heißt doch, sich jemandem zur Verfügung stellen, jemandem helfen wollen, für jemanden da sein. Sind wir nicht alle ein bisschen Diener? Wir haben doch alle bestimmte Aufgaben. Und in diesen Aufgaben ist das Dienen enthalten.
Dienen heißt eigentlich, dass man eine Rolle hat, und dass man für jemanden wichtig ist und gebraucht wird. Gibt es einen schöneren Gedanken? Ich diene zum Beispiel als Arzt, ein anderer als Polizist, Handwerker oder Straßenkehrer, eine Dame als Sekretärin, Politikerin oder Haushälterin. Denken Sie darüber nach, was der Bäcker macht: Um drei Uhr in der Früh steht er auf und bäckt das Brot für uns. Ohne seinen Dienst erginge es uns schlecht. Der Maurer, der ein Haus baut, dient und sogar der König muss seinem Volk dienen. Unser Leben ist uns gegeben, um für andere Menschen da zu sein und zu dienen. Das ist doch ein Riesenglück, dass einer des anderen Last trage.
Diener sein heißt Mensch sein.

Das Positive an unserer Arbeit

Ich habe eine Patientin, die ist Zivilinvalidin. Sie kommt oft zu mir und fragt immer wieder: „Herr Doktor, haben Sie nicht eine Arbeit für mich? Wissen Sie, wenn man keine Arbeit hat, dann ist man im Leben nichts und niemand." Deswegen will ich Sie auf das Thema „Arbeit" ansprechen.
Meistens wird über Arbeitsstress geklagt und dass ein Urlaub dringend nötig sei. Oft höre ich: „Ich bin müde, jetzt sind's noch ein paar Jahre, dann kann ich in Pension gehen, endlich!" So manch einer hasst die Tatsache, dass er arbeiten muss.
Und da komme ich wieder auf die Patientin zurück, die sich minderwertig fühlt, weil sie keine Arbeit hat. Sie sehen, es gibt da zwei verschiedene Sichtweisen, wenn wir über Arbeit sprechen: Die negative, die in der Arbeit nur die Belastung, den Stress, die Einschränkung sieht, und die positive, die darin hingegen die Aufgabe, die Erfüllung, die Freiheit sieht. Welche Arbeit es ist, hat nichts zu sagen. Hauptsache ist, dass man überhaupt eine Arbeit hat und dass man versucht, sie gut zu machen. Die positive Einstellung zur Arbeit ist wichtig, da ja mit ihr das Leben einen anderen Stellenwert bekommt.
Überlegen Sie, wie schlimm es für Menschen sein muss, keine Arbeit zu bekommen. Wenn Sie also auf dem Weg zu Ihrer Arbeit sind, denken Sie, wie glücklich Sie sind, arbeiten zu können, eine Rolle im Leben spielen zu dürfen und eine Aufgabe zu haben.
Mit der richtigen Einstellung und ein bisschen Optimismus wird auch ein anstrengender Arbeitstag viel schöner!

Mit warmen Händen geben

An dieser Stelle möchte ich mit Ihnen über das Hinterlassen oder besser gesagt über das Vererben sprechen.
Eines Tages werden wir alle aus dieser Welt gehen und vielleicht einige irdische Güter, die wir dank unserer Arbeit erworben haben, zurück lassen. Die meisten Menschen bauen sich etwas auf, damit es der Familie gut geht oder sie legen sich eine finanzielle Reserve zurück, falls schlechtere Zeiten kommen. Und dann denken die meisten; wenn sie einmal gegangen sein werden, dann würden sich die Erben die Hinterlassenschaft schon teilen. Jedoch, statt Glück zu schenken, hinterlassen sie eine Zeitbombe.

Denken Sie nur, wie viel um Erbschaften gestritten wird. Es gibt kaum eine Familie, in der nicht um den Nachlass gezankt wird, weil sich der eine oder andere ungerecht behandelt oder benachteiligt fühlt. Es entstehen oft Streitigkeiten, die Familien auf Dauer entzweien und die die Betroffenen krank und kaputt machen.
Vielleicht wäre es gut, wenn Sie sich einmal Gedanken darüber machen würden, was Sie eines Tages alles hinterlassen werden und was Sie vielleicht noch mit warmen Händen geben könnten. Oft passiert es, dass Leute so lange warten, bis es zu spät ist. Und wenn sie nicht mehr da sind, dann wird gestritten. Wäre es nicht besser, die Verantwortung des Teilens auf sich zu nehmen? Auch wenn Ihre Entscheidung ungerecht erscheinen mag, ist es besser, Sie teilen, damit später kein Streit entsteht. Die Erben sollen sich mit Freude und Dankbarkeit an Sie erinnern!

Warum Geduld der beste Arzt sein kann

Jetzt erzähle ich Ihnen etwas über den besten Arzt der Welt.
Also, den gibt es tatsächlich, er ist ein Wunderarzt und heißt Doktor Geduld. Seit es Menschen auf der Welt gibt, werden sie manchmal krank und meistens nach einer Weile auch wieder gesund – sofern sie Geduld aufbringen.

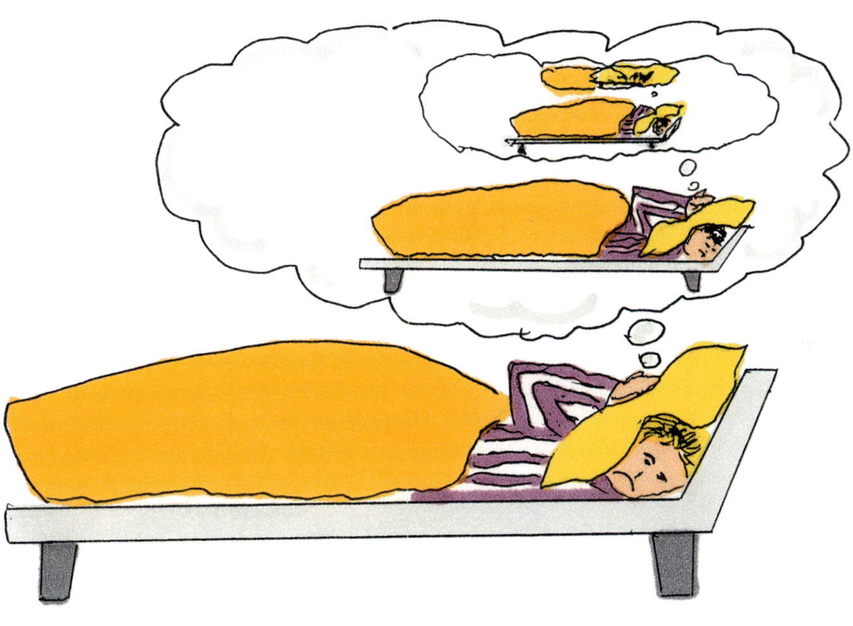

In unserer schnelllebigen Zeit jedoch haben wir keine Geduld mit dem Kranksein und noch viel weniger mit dem Wiedergesundwerden!
Wenn heutzutage jemand zum Beispiel die Grippe bekommt und sich elend fühlt, dann wird Alarm geschlagen. Der Arzt muss gleich kommen, Medikamente müssen her, und zwar die stärksten, denn er muss schnell wieder gesund werden. Das Fieber muss schnellstens sinken, die Schmerzen auf der Stelle verschwinden, der Husten betäubt werden. Ein paar Tage krank sein – das geht nicht, das kommt nicht in Frage, dazu hat er keine Zeit und auch keine Lust. Und so geschieht es eben, dass wir unserem Körper mit solchen Rosskuren mehr schaden, als eine gemütlich ausgeschwitzte Grippe es tut.
Es ist also viel gescheiter, man sagt: „Gut, ich habe eine Grippe. Ich lege mich ins Bett und warte geduldig ab, bis mein Körper den Grippevirus besiegt hat. Wenn ich Ruhe gebe und meine Kraft nicht mit Anstrengung vergeude, schafft er das. Ein paar Tage wird es dauern, und dann geht es mir wieder besser."

Der Chinese sagt: Stemmst du dich gegen den Schmerz,
dann tut er erst recht weh.

Also gebe ich Ihnen den Rat: Wenn es Ihnen nicht gut geht, lassen Sie Geduld walten. Warten Sie ab, meistens heilt Doktor Geduld, manchmal schnell und manchmal braucht es Zeit. Aber die sollten wir uns nehmen.

21. Dezember – Winterzeit oder Sommeranfang?

Ja, am 21. Dezember treffen sich wieder einmal unsere beiden Freunde, Herr Schwarz und Herr Weiss. Herr Schwarz, der Pessimist schaut finster drein und meint: „Oje, heute ist der dunkelste, kürzeste Tag des Jahres. Jetzt fängt erst richtig der Winter an mit Frost und Kälte." Herr Weiss, der Optimist, meint darauf nur lachend: „Wunderbar! Ab morgen werden die Tage schon wieder länger, hurra, wir gehen dem Sommer entgegen. Jeden Tag wird es nun ein bisschen heller."
Wer hat nun Recht, Herr Schwarz oder Herr Weiss? Ich überlasse es Ihnen, liebe Leserinnen und Leser zu entscheiden.
Wenn Sie ein Optimist sind, wie der Herr Weiss, dann können sie sich Tag für Tag an der zunehmenden Helligkeit, auf das Herannahen des Sommers freuen und trotzdem die Winterfreuden genießen.

Geschenke

Zu Weihnachten oder zu besonderen Festtagen denkt man nach, womit man jemandem eine Freude bereiten könnte und welches Geschenk wohl passend wäre. Oft ist es schwer, etwas Geeignetes zu finden, denn die meisten Menschen hierzulande haben alles in Hülle und Fülle: Kleidung, Nahrung, Gebrauchsgegenstände und auch sehr viel Überflüssiges.
Deshalb will ich Ihnen einen Vorschlag machen: Haben Sie schon einmal überlegt, ein Gesellschaftsspiel zu schenken? Der Beschenkte könnte sich samt seiner ganzen Familie und seinem Freundeskreis daran erfreuen. Und wie wäre es, wenn Sie Ihrer Familie und sich selbst einmal einen Abend schenken, an dem Gesellschaftsspiele ausprobiert werden? Wie lange ist es her, dass Sie mit Ihrer Familie „Mensch ärgere dich nicht" gespielt haben? Können Sie sich noch erinnern, wie lustig es bei Monopoli oder beim Watten zugegangen ist? Die Teilnehmer sind mit Leidenschaft bemüht, zu gewinnen, sie streiten und schwindeln, sie überlisten sich und lachen. Bei Mühle oder Halma heißt es schlau sein, bei Memory haben wir als Erwachsene kaum Chancen, zu gewinnen, da sind uns meist die Kinder weit überlegen.
Aber es ist auch lustig, zu verlieren und anderen den Sieg zu gönnen. Für Kinder sind das wertvolle Erfahrungen. Es gibt auch sehr viele neue, pfiffige Gesellschaftsspiele, bei denen Phantasie und Kreativität gefragt ist oder wo sich kaufmännische Talente entfalten können. Computer und Fernseher – das sind doch alles Zeitvertreiber, die zu unserer Isolation beitragen. Oft ist schon nach einer Stunde die Erinnerung an das Gesehene verblasst.
Versuchen Sie es doch einmal mit solch einem kommunikativen Geschenk. Ich wünsche Ihnen und den Beschenkten viel Vergnügen!

Ein Dank an die Lehrer

Heute breche ich eine Lanze für die Lehrer und alle, die in Kindergärten und Schulen arbeiten. Also ein Dankeschön an euch alle im Namen aller Südtiroler Eltern.
Warum mache ich das? Weil ich denke, dass wir Eltern oft vergessen, wie wichtig die Lehrer für unsere Kinder sind und wie viel wir ihnen verdanken. Überlegen wir einmal, wie viele Stunden unsere Kinder mit Menschen außerhalb der Familie verbringen, mit Tagesmüttern, Betreuern und Betreuerinnen

im Sommercamp, mit Lehrkräften in der Schule und in den Musikkursen, mit Sporttrainern und mit vielen mehr.
Die Kinder absolvieren täglich ein breit gefächertes Programm. Es soll ihnen einerseits möglichst viel an Bildung vermittelt werden, anderseits ist es oft die Berufstätigkeit beider Elternteile, die eine ganztägige Betreuung der Kinder außerhalb des Elternhauses notwendig macht. In vielen Familien haben die Eltern nur mehr sehr wenig Zeit für die Erziehung der Kinder, diese ist inzwischen immer mehr Aufgabe des Lehrpersonals geworden. Lehrer und Erzieher sind gut auf ihre Aufgabe vorbereitet; sie haben ein Studium abgelegt und pädagogische und fachliche Weiterbildung ist für sie Pflicht. Ihr Beruf ist verantwortungsvoll, schwer und nervenaufreibend und sie bringen die Geduld auf, die uns Eltern, seien wir ehrlich, doch manchmal fehlt. Und da gibt es sogar noch den Elternrat, der entscheidet, dieses oder jenes müsse auch noch von den Lehrern erledigt werden und der manchmal sogar die Erziehungsmethoden des Lehrers kritisiert.
Ich denke an meinen Volksschullehrer zurück, den Herrn Heidegger. Das war ein Superlehrer, aber dem hat niemand gesagt, was er zu tun hat und nicht tun darf. Wir hatten alle Respekt vor ihm und behalten ihn bis heute in dankbarer Erinnerung. Wir haben ihn geliebt, diesen Lehrer, auch wenn er uns manchmal bei den Ohren gepackt hat.
Also, lassen wir die Lehrer in Ruhe arbeiten, sind wir ihnen dankbar für alle Aufmerksamkeit, die sie unseren Kindern schenken, und sprechen wir ihnen das Lob aus, das ihnen gebührt.

Nicht bewerten

Neulich war ich mit meiner Frau im Theater und wir amüsierten uns köstlich. Es war ein derart lustiges Stück, dass der ganze Saal tobte und die Leute vor Lachen kaum noch Luft bekamen. Alle hatten Freude an diesem Abend, wir sahen nach der Vorstellung die fröhlichen Gesichter, hörten, wie gut sich alle unterhalten hatten und auch wir kehrten beschwingt und fröhlich nach Hause zurück.
Zwei Tage später schlage ich die Zeitung auf und sehe eine kurze Rezension über das Theaterstück. Natürlich wollte ich lesen, was über dieses Super-Theaterstück geschrieben stand. Aber unglaublich! Da stand schwarz auf weiß eine Kritik, die das Stück heruntermachte, den Autor, die Schauspieler, die

Inszenierung – alles wurde zerpflückt. Ich dachte mir, wie denn das möglich sei, dass ein Theaterstück, das allen so gefallen hatte, diesem Journalisten nur Schlechtes vermitteln konnte. Da stimmt doch etwas nicht. Vielleicht kommt das daher, dass es heute „in" ist, alles zu kritisieren.

Viele glauben, es sei ein Zeichen besonderer Intelligenz, in allem etwas Negatives zu finden. Sie glauben, dass sich Gescheitheit in Humorlosigkeit zeigt.

Also, in dem ganzen Zeitungsartikel stand kein Wort davon, dass die Leute den ganzen Abend lang gelacht hatten, dass sie ein paar frohe, entspannende Stunden genießen konnten. Vor lauter Bewerten, Kritisieren und Abstempeln wird das Positive nicht mehr gesehen, sondern es werden nur mehr die Haare in der Suppe gesucht.
Ich frage: müssen wir immer alles bewerten und kritisieren? Müssen wir immer krampfhaft danach suchen, was nicht geklappt hat, wo ein kleiner Fehler vorgekommen ist, was besser hätte sein können oder was wir anders gemacht hätten, wären wir die Ausführenden gewesen. Vor lauter intellektuellem Geschwätz und vor lauter Ehrgeiz, alles müsse noch perfekter und noch großartiger sein, sehen wir die schönen Seiten einer Sache nicht mehr und schätzen nicht mehr das Ursprüngliche, das Natürliche. Das Theaterstück, von dem ich gesprochen habe, hat zwar keine großen Anforderungen an den Intelligenzquotienten gestellt, aber es war umwerfend lustig. Kommt es so weit, dass wir uns genieren zu bekennen: „Ja, ich habe gelacht. Für mich war das ein Super-Stück. Ich bewundere die Kunst der Schauspieler, die Menschen zum Lachen bringen können."
Den Journalisten lege ich ans Herz, das Schöne und Gute zu suchen, statt immer krampfhaft nach dem Schlechten. Dann ginge es uns allen besser!

Das Eigenbild

Jeder Mensch hat ein Eigenbild, ein Selbstbild, das er mit sich herumträgt. Es ist die Vorstellung, die er von sich selbst hat. Dieses Bild ist oft ganz anders als jenes, das er im Spiegel sieht oder wie er von anderen Menschen wahrgenommen wird. Wer sich in seinem Eigenbild als schön empfindet, der wertet mit dieser Vorstellung seine eigene Person auf. Meistens tun wir aber genau das

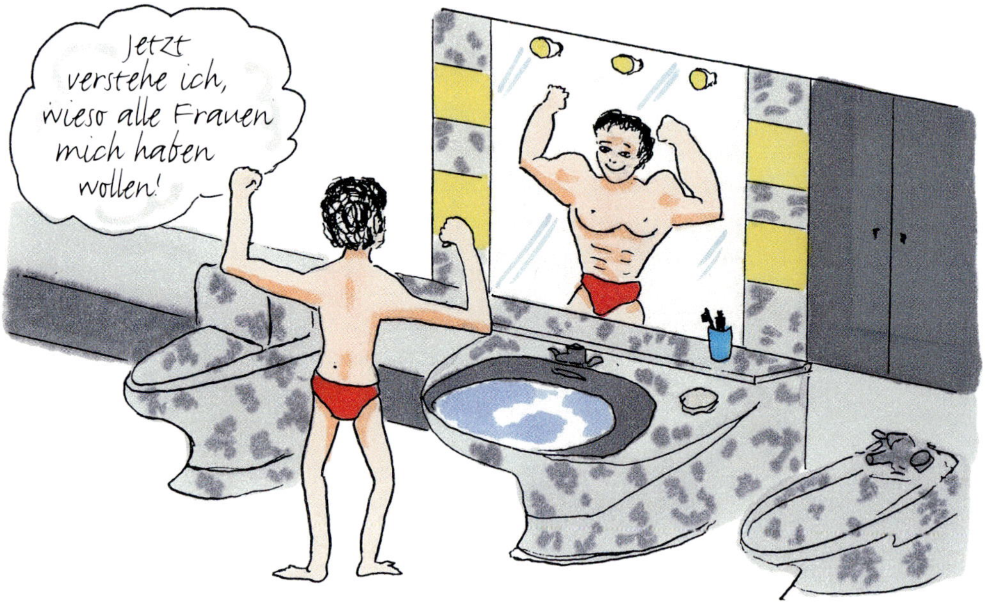

Gegenteil. Wir schauen in den Spiegel und suchen eine Falte, graue Haare, die müden Augen und dann sagen wir uns: „Ah, wie grässlich schaue ich heute wieder aus!“ – Klar, dass das unserem Eigenbild nicht gut tut.

Und so schlage ich vor: Machen Sie sich ein Kompliment, wenn Sie heute in den Spiegel schauen und suchen Sie etwas, das Ihnen an Ihrem Gesicht gefällt. Probieren Sie es einmal und sagen Sie sich: „Ich habe schöne Augen. Und ich kann lächeln. Wenn ich lächle, blüht mein Gesicht auf, da spielen die Falten gar keine Rolle mehr. Wenn ich freundlich dreinschaue, finden mich die Leute sicher sympathisch.“

Es ist gleichsam ein Spiel, aber ein Spiel, das uns früher oder später zu Gewinnern macht. Wenn wir es heute und morgen und vielleicht eine Woche lang spielen, dann sehen wir uns vielleicht wirklich so, wie wir sein möchten: schön und zufrieden.

Ich betone es also noch einmal: Es ist wichtig, sich mit dem Eigenbild auseinander zu setzen. Wer sich als schön empfindet und freundlich lächelt, fängt an zu strahlen und vermittelt auch den anderen Menschen diesen angenehmen Ausdruck. Also, machen Sie sich selber einmal ein nettes Kompliment, freuen Sie sich darüber, denn es tut Ihnen und anderen Menschen gut.

Warum Singen so wertvoll ist

Menschen verfügen über eine besondere Fähigkeit: sie können singen. Kinder singen meistens viel, Erwachsene etwas weniger und ältere Menschen nur noch selten. Aber eigentlich ist das Singen ein Geschenk, das jeder bekommen hat, um es zu gebrauchen. Wer falsch singt, schämt sich vielleicht. Aber muss er das? Wenn man den Kindern zuhört, wie sie oft summen und trällern, ist das doch ganz lustig. Sogar wenn sie falsch singen, macht es ihnen und uns Spaß. Überhaupt, finde ich, ist das Singen eine vergnügliche Sache.
Und nun frage ich Sie: Wann haben Sie das letzte Mal von sich heraus gesungen? Ist ja egal, auch wenn es falsch geklungen hat. Aber wann war das? Vielleicht doch ziemlich lange her? Mit den Jahren singt man immer weniger und dann kommt die Zeit, wo man es anscheinend ganz vergessen hat. Und dabei täte uns das Singen so gut! Wenn wir bedenken, dass Singen die Sprache der Seele ist, verstehen wir auch, dass es gut ist, wenn wir diese Sprache aus uns heraus lassen. Egal, ob es richtig oder falsch, laut oder leise, glockenhell oder heiser klingt, wichtig ist nur, wir lassen unseren Gefühlen singend freien Lauf. Wir geben unseren Gefühlen Klanggestalt; unseren Stress können wir abbauen.
Ich gebe Ihnen einen guten Tipp: Stehen Sie auf, gehen Sie ins Bad und sperren Sie sich halt ein, wenn Sie Angst haben, ausgelacht zu werden. Aber dann singen Sie. Vielleicht nur zehn oder zwanzig Sekunden. Hören Sie nach langer Zeit wieder einmal Ihre eigene Stimme. Ist das nicht ein wunderbares Gefühl? Also, ab unter die Dusche und, trallali, trallala, waschen Sie singend den grauen Staub von Ihrer Seele!

Das billigste Medikament für unser Gemüt

Es gibt viele Medikamente für unser Gemüt und für unsere Nerven: nervenaufbauende, nervendämmende, solche, die uns schlafen lassen und andere, die uns wieder aufwecken. Es gibt Medikamente gegen Angstzustände, Depressionen und sonstige seelische Leiden.
Ein ganz natürliches und billiges Medikament aber, das man auch gar nicht zu kaufen braucht, ist das Lächeln. Leider wird dieses körpereigene Elixier viel zu selten eingesetzt. Ich möchte Sie aber darauf hinweisen, dass dieses wunderbare Heilmittel die beste Vitaminpille für das Gemüt ist. Jeder kann davon

profitieren. Die Kinder konsumieren es in rauen Mengen, sie lachen fast immer. Dann, mit dem Älterwerden, wird das Lachen ein bisschen seltener und es gibt Menschen, denen das Lächeln fast gar nicht mehr gelingt.
Deshalb schlage ich vor: Lernen wir wieder lächeln. Wir können es ja allein vor dem Spiegel probieren. Dort können wir uns ein bisschen aufspielen und das tun, was wir vor anderen Leuten besser nicht tun sollten. Wir können die Zunge zeigen, eine Grimasse schneiden und unserem Spiegelbild alles Mögliche sagen. Also los! Heute üben wir es vor dem Spiegel und lachen uns selbst an.
Das ist der erste Schritt. Und dann versuchen wir es bei anderen Leuten und schenken ihnen mehrmals am Tag ein freundliches Lächeln. Vielleicht ersparen wir uns den Gang zum Arzt oder zum Apotheker und wir müssen keine Nervenpillen oder Beruhigungstropfen einnehmen.

Das sanfte Gesicht des Todes

Über den Tod sollte man eigentlich nicht reden. Und schon gar nicht in der Früh. Und wenn man jemandem Schönes und Erfreuliches vermitteln will, erwähnt man den Tod am besten überhaupt nicht. Aber trotz allem, das Thema lässt sich nicht immer ganz vermeiden.
Als Arzt bleibt mir die Begegnung mit dem Tod leider oft nicht erspart und es tauchen dann auch in mir vielerlei Fragen und Gedanken auf.
Ich denke, jeder Mensch sollte sich hin und wieder in Gedanken mit dem Tod befassen, also damit, dass wir eines Tages alle sterben müssen. Aber wir sollten versuchen, dies nicht nur unter dem Aspekt des Schmerzes oder der Trauer zu sehen. Wenn wir bedenken, wieviele Milliarden Menschen bereits vor uns gegangen sind, kann es dann so schlimm sein, wenn auch wir einmal aus diesem Leben scheiden werden oder wenn uns nahe stehende Menschen verlassen müssen?
Ist hier auf Erden nicht alles wie ein kurzes Theater, in dem wir eine kleine Rolle spielen dürfen? Unser Auftritt ist ja nur ein winziger Bruchteil des kosmischen Dramas, wenn wir ihn mit der Zeit vergleichen, in der unsere Welt sich dreht. Da ist es unmöglich zu leugnen, dass wir einmal im „oberen Stock“ alle wieder beisammen sein werden, die vielen Milliarden Menschen, die vor uns lebten, die, die jetzt mit uns auf der Bühne agieren, und die, die nach uns kommen werden. So ist der Gedanke an den Tod vielleicht gar nicht so

schlimm. Und wenn der Tod schon Milliarden Menschen vor uns „erwischt“ hat, dann wird es uns auch so ergehen, ohne dass dies das Ende der Welt bedeutet!

Wenn mich jemand fragt, wie ich über den Tod denke, so antworte ich, dass hier auf Erden alles vergänglich ist, auch der Schmerz. Im Jenseits werden wir mit der ganzen Menschheit vereint sein und alle wiedersehen, die wir lieben.

Weshalb Ungerechtigkeit uns nicht bedrücken soll

Unlängst ist ein sechzehnjähriger Bursche zu mir in die Praxis gekommen und hat geklagt, er sei so depressiv, weil er die Ungerechtigkeiten dieser Welt nicht mehr verkraften könne. Nichts stimme mehr und am schlimmsten sei der Mensch, der alles kaputt mache.

Ich habe dem jungen Mann die Geschichte eines tibetischen Mönchs erzählt, dessen Leben eine einzige Aneinanderreihung von Schicksalsschlägen war. Bereits als Kind musste er aus seiner Heimat fliehen, seine Eltern wurden getötet und er musste unermesslich viel Trauer und Schmerz erleiden. Als ich diesen Mönch fragte, wie er mit diesem schrecklichen Leid leben könne, hat er mir geantwortet, nur ein kurzsichtiger Mensch beklage sich über die Ungerechtigkeiten in der Welt.

Ich war über seine Einstellung sehr erstaunt. Wie konnte dieser Mönch, der so viel Schweres erlebt hatte, so etwas sagen?

Aber der Tibeter sagte mir: „Schau, der Vogel frisst den Wurm, die Katze frisst den Vogel, der Hund frisst die Katze, der Mensch tötet und frisst alles und am Ende der Nahrungskette wird der Mensch selbst von Millionen Bakterien und Würmern zersetzt und, wie du siehst, es gleicht sich alles wieder aus. Ich denke also nicht an die Ungerechtigkeit, sondern sehe in allen Dingen einen Kreis. Und in diesem Kreis ist im Grunde genommen die Gerechtigkeit verborgen.“

Optimismus in der Partnerschaft

Partnerschaft ist vielleicht nicht das wichtigste, aber sicher eines der wichtigsten Elemente in unserem Leben. Es gibt immer mehr Leute, die behaupten, sie wollen alleine leben, aber ich denke, ganz glücklich sind sie dabei auch

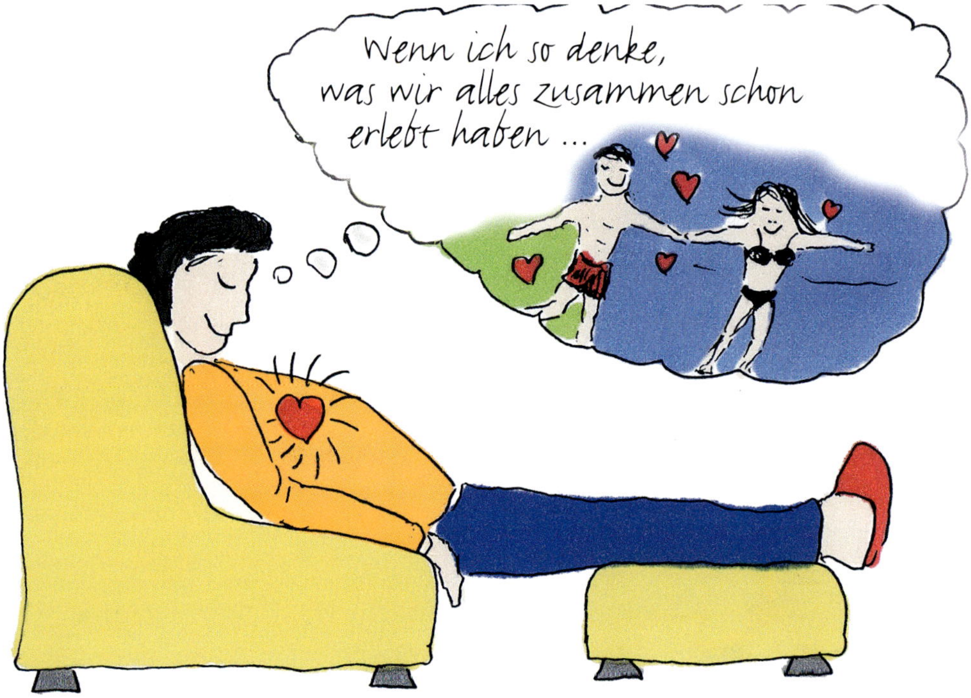
Wenn ich so denke,
was wir alles zusammen schon
erlebt haben ...

nicht. Im Grunde genommen richtet sich alles Streben der Menschen dahin, Kontakte mit anderen Menschen herzustellen.

Da schlage ich vor, einmal über die Menschen nachzudenken, die uns nahestehen, über Familienmitglieder, Freunde und Freundinnen, Arbeitskollegen, vor allem aber über den Partner oder die Partnerin.

Konzentrieren wir uns einmal nicht auf das Negative, indem wir sagen, er oder sie sei kompliziert, das sei einmal anders gewesen, mit der Zuneigung sei es aus. Schaffen wir uns einen Überblick über die Situation. Wieviel Freud und Leid haben wir mit unserem Partner oder unserer Partnerin schon geteilt? Die Abenteuer, die wir bestanden, die vielen Jahre, in denen wir Seite an Seite gekämpft, vielleicht auch manchmal gestritten aber doch ein gemeinsames Ziel verfolgt haben, all die schönen Augenblicke, die wir gemeinsam erleben durften – das ist doch ein Schatz, der bleibt. Und ich meine, wenn man auseinander geht, leidet man gerade deshalb so sehr, weil man so vieles geteilt und so viele gemeinsame Erinnerungen hat.

Also konzentrieren wir uns, statt auseinander zu gehen, auf all das Gute, das wir zusammen erkämpft haben; denken wir doch an die Stunden, die wir gemeinsam verbracht, in denen wir mitsammen gelacht und geweint haben. Das stärkt eine Partnerschaft, das verringert das Gewicht des Negativen. Wenn ich bedenke, was ich mit vielen Leuten geteilt habe und mir vorstelle, eines Tages werden wir alle nicht mehr auf dieser Welt sein, dann ist es doch wichtig, sich auf all das Gute und Schöne zu besinnen. Wie wär's, den Partner oder die Partnerin schon einmal beim Frühstück anzusprechen: „Schau, das ist doch fabelhaft, was wir beide im Laufe der Zeit alles mitsammen erlebt haben. Das grenzt eigentlich schon an Heldentum. Wir zwei sind doch ein gutes Gespann!"

Einladung zur Kneippkur

Vor 150 Jahren lebte ein Geistlicher namens Sebastian Kneipp. Dieser Priester war ein einfacher aber dennoch sehr gescheiter Mann und verstand intuitiv viel vom menschlichen Körper. Er vertrat die Meinung, je naturverbundener man lebe, desto gesünder bleibe man. Kneipp war in jungen Jahren schwer an Tuberkulose erkrankt und hatte an sich selbst mit Erfolg die therapeutische Wirkung des kalten Wassers erprobt. Mit Kaltwasserduschen stärkte er sein Immunsystem und entwickelte sich im Laufe der Jahre zu einem starken, gesunden Menschen.
Kneipp hat vielen Menschen geholfen und seine Therapien wurden weltberühmt.

Auch die moderne Medizin hat den Wert der Kneippkuren erkannt und empfiehlt sie als Therapie zur Stärkung des Immunsystems, die ohne chemische Keule auskommt und von jedem angewendet werden kann.

Mein Tipp: Versuchen Sie das Kneippen auch einmal! Gehen Sie am Morgen ins Bad und duschen kurz mit warmem Wasser. Dann geht's los: Rechte Hand und rechter Arm unter kaltem Wasser, dann linke Hand und linker Arm, dann die Beine rechts und links von unten hinauf, dann Hals, Brust und Bauch und zuletzt Rücken und Kopf. Am Ende wird der ganze Körper noch einmal kalt abgeduscht. Die Prozedur sollte nicht länger als ein paar Minuten dauern. Sie werden im ersten Moment natürlich frieren und lästern, was ich Ihnen da zumute, aber Sie werden sehen, wie gut Ihnen das tut. Infolge dieser Kaltdusche wird körpereigenes Cortison ausgeschüttet, es hilft Ihnen also, gesund und gut durchblutet zu bleiben. Ihr Immunsystem wird gestärkt und Sie beginnen den neuen Tag frisch und munter.

Warum Freundschaft so wertvoll ist

Kürzlich ist eine junge Patientin zu mir in die Praxis gekommen und hat sehr über ihr Alleinsein geklagt. Sie arbeite nur und habe keine Freunde, alle hätten sie verlassen.

Darauf habe ich sie gefragt, wann sie das letzte Mal ihre Freunde und Freundinnen angerufen habe. Sie hat mich ganz verwundert angeschaut und gemeint: „Warum soll denn ich anrufen?"

„Nun ja", habe ich geantwortet, „Freundschaft ist doch ein Grundbedürfnis jedes Menschen. Wenn man Freunde hat, geht's einem gleich viel besser. Man kann mit jemandem reden und fühlt sich nicht so allein. Aber Freundschaft ist etwas, wofür man etwas tun, ja sogar kämpfen muss."

Die junge Dame hat das eingesehen. „Ja, das stimmt", hat sie gesagt, „ich habe wirklich schon lange mit keinem meiner Freunde mehr gesprochen, ich habe immer gedacht, sie sollten mich anrufen."

Das ist doch lustig! Da gibt's wahrscheinlich Menschen im Bekanntenkreis dieser jungen Frau, die sich auch einsam fühlen, das Gleiche denken und sich wünschen, es würde sich jemand melden.

Also, jemand muss den Anfang machen, am besten, man geht gleich selbst zum Telefon. Jeder Mensch freut sich doch, wenn ein Anruf kommt: „Hallo, ich möchte deine Stimme hören. Was machst du? Wie geht's dir?"

Und ich bin sicher, der Freundschaftsbeweis und diese Freude werden zurückgegeben. Mit der Freundschaft ist es wie mit den Blumen: Man muss sie immer wieder ein bisschen berieseln, dann blühen und sprießen sie.

Also, mein gut gemeinter Rat: Rufen Sie noch heute einen Freund oder eine Freundin an. Auch wenn es noch nicht eine richtige Freudschaft ist, macht nichts! Was nicht ist, kann ja noch werden, wenn man mehr miteinander spricht.

Unsere Kinder – gehören sie uns wirklich?

In diesem Kapitel geht es um unsere Kinder, um unsere lieben, kleinen Kinder, um unseren Nachwuchs, der uns so viel wert ist und um den sich alles dreht. Diese Kinder sind unsere größte Freude, unser Stolz und unser Lebensinhalt. Wir konzentrieren unsere ganze Aufmerksamkeit auf sie, damit es ihnen gut geht, damit ihnen ja nichts fehlt.

Manchmal machen Kinder uns auch Sorgen, oft strapazieren sie unsere Nerven aufs Äußerste. Vor allem, wenn sie größer werden, haben wir Probleme mit ihnen. Ihr Verhalten entspricht nicht immer unseren Wünschen und Vorstellungen und da wir doch nur das Beste für sie wollen, entstehen oft Spannungen. Unsere Kinder sind eigenständige Wesen, die mit den Wurzeln und den Flügeln, die wir ihnen verliehen haben, ihren eigenen Weg gehen, auch wenn er in unseren Augen manchmal nicht der richtige ist.

Und in diesem Zusammenhang erinnere ich mich gerne an einen Vater in einer brasilianischen Favela, der sechs Söhne hatte. Es waren richtige Lausbuben, fast schon halbe Banditen. So ist das oft, in diesem Milieu. Ich habe den Vater gefragt, ob er sich um seine Söhne und ihre Zukunft keine Sorgen mache. Da hat er mir geantwortet: „Weißt du, die Kinder gehören dem Herrgott. Ich habe mich angestrengt, sie groß gezogen und alles mir Mögliche für sie getan. Wenn sie dann fünfzehn Jahre alt sind, wollen sie von den Eltern ohnehin nichts mehr wissen und man hat keinen Einfluss mehr auf sie. Erst später einmal werden sie so manches verstehen.

Meinen Beitrag habe ich geleistet, jetzt bin ich gelassen und habe Vertrauen. Die Kinder gehören ja nicht mir, sondern Gott und er wird ihnen ihren Weg zeigen."

Ich denke, dieser Vater hatte nicht so Unrecht. Wenn Eltern es Probleme bereitet, Verantwortung für das Leben ihrer Kinder zu übernehmen, und ihnen der Weg, den die jungen Menschen gerade beschreiten, nicht gefällt, so sollten sie bedenken, dass die Kinder nicht ihnen gehören, wie irgendein Besitz.

Wer für seine Kinder nach bestem Wissen und Gewissen alles getan hat, muss sich nicht für ihr Leben verantwortlich fühlen, denn die Kinder sind kein Eigentum, sie gehören Gott.

Zwischen „Allegro" und Traurigkeit

Ich denke in letzter Zeit oft an Mozart. Vielleicht, weil erst vor kurzem das Jubiläumsjahr seines 250. Geburtstages gefeiert wurde. Wenn ich seine wunderbare Musik höre, insbesondere seine Sinfonie in g-Moll, dann denke ich: So ein Genie, dieser Mozart, so viel Schönes hat er der Menschheit geschenkt, so viel Wunderbares der Nachwelt hinterlassen und doch hatte er als Mensch ein besonders schweres Leben gehabt. Er musste hart für den Lebensunterhalt

seiner Familie kämpfen und ist in jungen Jahren arm verstorben. In Mozarts Schicksal spiegelt sich vieles aus unserem eigenen Leben wider.
Sie und ich, wir alle müssen täglich kämpfen, um das Leben zu meistern, jeder auf seine Weise. Damit müssen wir uns abfinden. In der Musik Mozarts wird der mit Schmerzen und Niederlagen, aber auch mit Freuden und Erfolgen verbundene Lebenskampf in all seinen Facetten auf wunderbare Weise ausgedrückt. Da ist alles enthalten, was sich in der menschlichen Natur zeigt, alle Größe und alle Niedrigkeit, das Allegro und auch die g-Moll-Traurigkeit.
Wir alle erleben und erleiden diesen Kampf und schwanken zeitlebens zwischen diesen Gegensätzen.
Gönnen Sie sich ein bisschen Zeit und Ruhe, am besten mit Mozart!

Der wichtigste Beruf

Man spricht oft mit anderen Leuten über deren Beruf: der eine sagt, er ist Tischler, die andere Managerin und der Dritte ist vielleicht ein Bankangestellter. Eigenartigerweise gibt es aber einen Beruf, der von vielen gar nicht als solcher anerkannt wird oder für den sich manche sogar schämen.
In meine Praxis kommen immer wieder Patientinnen mit folgenden Symtomen: Müdigkeit, Kopfschmerzen, Gemütsschwankungen und Verspannungen. Um zu begreifen, woher diese Leiden kommen, frage ich sie nach ihrem Beruf. Ihre Antwort ist dann meist: „Ach, ich mache eigentlich nichts, ich bin nur daheim." Darauf ich: „Wie, nur daheim?" Ja, sie seien nur Hausfrau und Mutter, sagen sie verschämt.
Da denke ich mir, dieser Sache muss ich auf den Grund gehen.
Der Beruf Hausfrau und Mutter ist, was Anerkennung oder Bezahlung betrifft, das muss ich zugeben, am schlechtesten dotiert. Die Mutter macht alles unentgeltlich, die ganze Hausarbeit und die Kindererziehung.
Gibt es etwas Wertvolleres als den Beruf „Mutter"? Heute wollen die meisten Frauen lieber auswärts arbeiten gehen, das bringt Geld und ist meist weniger anstrengend, als daheim die monotone Arbeit zu verrichten, die obendrein viel Kraft und Geduld kostet.
Liebe Hausfrauen, bitte merkt euch: Ihr seid Mütter, und Mutter sein ist ein Superberuf. Das ist der wichtigste aller Berufe.
Und wenn ich und viele andere Familienväter heute da sitzen und in der Lage sind, unserer Arbeit in Ruhe nachzugehen, dann ist das nur so, weil wir hinter

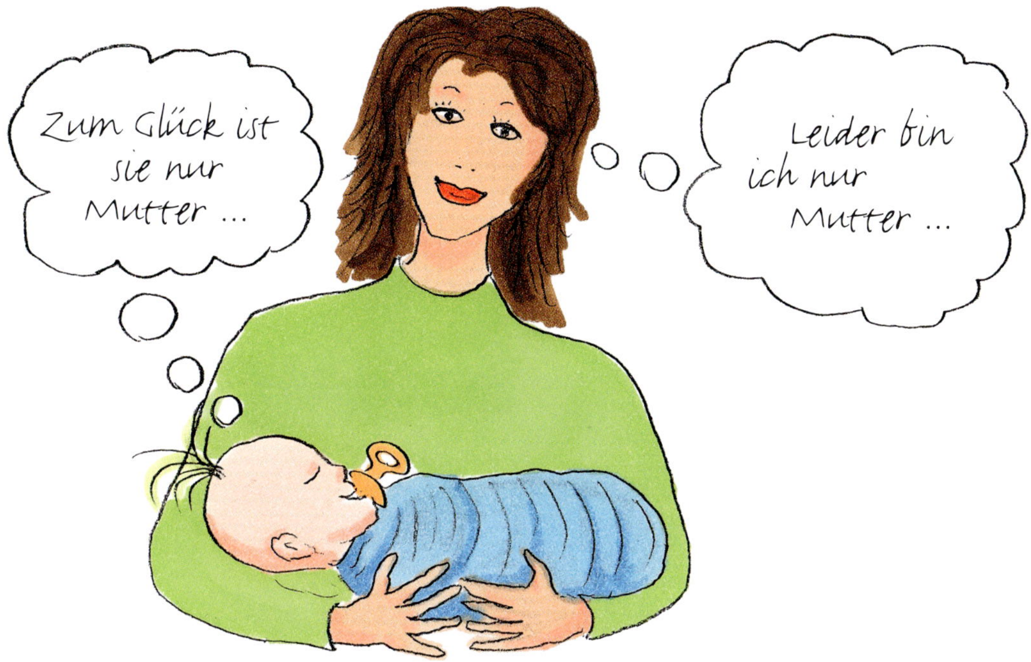
Zum Glück ist sie nur Mutter ...
Leider bin ich nur Mutter ...

uns jemanden haben, der in aller Bescheidenheit für uns sorgt, also eine Frau, die von Beruf Hausfrau und Mutter ist.
Also, liebe Frauen, wertet euch nicht selbst ab! Die Frucht eurer Arbeit ist der Grundstein für die Zukunft unserer Gesellschaft! Ich wünsche allen Hausfrauen und Müttern Freude an ihrer Arbeit und – danke, dass es euch gibt!

Unser tägliches Brot ist nichts Selbstverständliches

Nun wollen wir einmal über das Essen und unseren Magen nachdenken. Es ist immer wieder zum Staunen, wie viele Leute den Arzt wegen Magenschmerzen und Verdauungsproblemen aufsuchen. Sie jammern, dieses und jenes nicht zu vertragen und finden es schrecklich, sich ein paar Tage oder Wochen mit Diätkost ernähren zu müssen.
Ich habe in meinem Leben oft mit ansehen müssen, insbesondere in Entwicklungsländern, wie wenig manchmal Menschen zum Essen haben und wie einseitig ihre Ernährung ist, weil es einfach nichts anderes gibt und weil sie arm sind. Ich rege mich auch über meine Töchter auf, wenn sie bei Tisch nörgeln, warum Mami das und nicht etwas anderes gekocht hat. Dann denke ich mir:

Ja gibt's denn das? Das ist doch jeden Tag ein Festessen, was wir da in Südtirol auf unseren Tischen haben.
Und ich frage: Schätzen wir überhaupt, wie vielfältig unser Nahrungsangebot ist? Sind wir dankbar, wie gut, nahrhaft und abwechlungsreich wir essen können? Ich möchte Sie einmal mitnehmen nach Indien, wo die Menschen die ganze Woche nur ein wenig Reis haben und wenn es dazu eine Sauce oder ein bisschen Fleisch gibt, so ist das ein Festschmaus für die ganze Familie. Ich glaube, schon der Gedanke daran, wie privilegiert wir mit all unseren Lebensmitteln sind, würde uns helfen, besser zu verdauen.
Schon in der Früh plagt sich die Hausfrau mit dem Gedanken, was sie kochen könnte. Viele, viele Menschen haben nicht diese „Qual der Wahl". Vielleicht sollten wir einmal bei jedem Bissen, den wir in den Mund stecken, denken, welches Glück wir haben, dass wir eine Banane genießen können, eine Schokolade, ein Schnitzel, Fleisch oder Reis. Noch für unsere Großmütter waren Reis oder eine Banane reiner Luxus. Das vergisst man so leicht.
Also bitte, denken Sie daran, wenn Sie sich heute zu Tisch setzen. Haben Sie Freude an jedem Bissen, denn er ist nicht selbstverständlich und es ist eine Super-Sache, dass wir hier gute Nahrungsmittel in Hülle und Fülle haben.
Ich wünsche Ihnen eine gute Verdauung und Zufriedenheit.

Die modernen Helden

Meine sechsjährige Tochter fragte mich vor kurzem: „Papi, gibt es heute noch Prinzen, Ritter und Helden?" „Ja, freilich, die gibt es schon", war meine Antwort. Die nächste Frage der Kleinen war, wo denn diese Gestalten zu finden seien. Da fiel mir trotz langen Nachdenkens keine rechte Antwort ein. Gibt es heute eigentlich wirklich noch Helden, Prinzen, Könige oder Zauberer wie im Märchen? Wer sind sie und wo verstecken sie sich? Sind es die Rockstars oder die Filmschauspieler? Sind es am Ende gar unsere Politiker?
Nach langem Überlegen habe ich eine neue Art des Heldentums entdeckt. Die wahren Helden der Gegenwart sind nicht mehr jene, die den Feind überlisten, um die Gemeinschaft zu retten. Die wahren Helden sind die sogenannten„heroes of silence", die Helden der Stille.
Wer sind diese Helden der Stille? Ja, meine lieben Leute, das sind wir, die Menschen wie Sie und ich. „La storia siamo noi", sagt ein sehr schönes Lied von Francesco De Gregori. Die Geschichte sind wir. Die Helden von heute sind

die Menschen, die jeden Tag aufstehen und arbeiten gehen, die die Kinder erziehen, die unsere Umgebung wohnlich und schön gestalten, die kochen und putzen, die die Autobusse lenken oder den Müll wegbringen ... Die armen Teufel, von denen nie jemand spricht und die trotzdem gewissenhaft ihre Arbeit verrichten, das sind die Helden der heutigen Zeit.
Sollte mich meine Tochter nochmals fragen, so werde ich ihr antworten: „Schau ein bisschen herum, überall gibt es Heldinnen und Helden."
Und Sie, liebe Leserin und lieber Leser sind doch auch eine/r. Genießen Sie ruhig einmal das Gefühl, ein Held zu sein. Wir alle gestalten die Geschichte unserer Zeit. Wir sind keine Märchenhelden, sondern die Helden der Stille.

Der Unterschied zwischen reparieren und neu kaufen

In Südindien hatte ich einen älteren Herrn als Patient, der sich mit einem Blech tief in den Finger geschnitten hatte. Während ich nähte und ihn zusammenflickte, war er sehr fröhlich und gut gelaunt.
„Das machen Sie gut, wie Sie meinen Finger zunähen!", meinte er. Ich habe ihn gefragt, welchen Beruf er ausübe und er hat mir verraten, er habe einen noch viel schöneren Beruf als ich, denn er repariere alte Sachen. Natürlich war ich neugierig, Näheres zu erfahren.
Ja, erklärte mir der Mann, er sammle weggeworfene Gegenstände, und versuche sie wieder zu richten und funktionsfähig zu machen. Dann verkaufe er die reparierten Dinge weiter. „Wissen Sie, Herr Doktor", sagte er, „ich habe eigentlich den schönsten Beruf der Welt, denn alles was ich aufsammle, wurde von Menschen verachtet und entsorgt. Ich gebe den Sachen wieder Liebe und einen neuen Wert. Wenn ich so ein wieder hergestelltes Ding in den Händen halte, fühle ich mich jedes Mal, wie wenn ich ein Kind auf die Welt gebracht hätte." Diesen alten, gescheiten Inder werde ich nie vergessen. Wenn ich daran denke, was wir alles wegwerfen! Die ramponierten Spielsachen der Kinder, das kaputte Fahrrad, das alte Radio oder die Möbel von der Oma.
Auch ich liebe es, alte Sachen wieder in Stand zu setzen. Es kostet mich vielleicht Zeit und Phantasie, aber wenn meine liebevolle Behandlung bewirkt, dass das Ding wieder hübsch ausschaut und seinen Zweck erfüllt, dann bin ich stolz und freue mich über meine Kreativität und mein Geschick. Wie der Inder gesagt hat, gebe ich den Dingen wieder Liebe. Und Liebe ist immer gut, auch wenn sie nur einem Gegenstand zugute kommt!

Faulenzen oder Arbeiten?

Lassen Sie uns einmal über das Faulenzen und das Arbeiten nachdenken. Was ist eigentlich besser?

Ich glaube, Sie alle kennen die Geschichte von der Ameise und der Eidechse. Die Eidechse liegt an der Sonne und lässt sich's gut gehen, während sich die Ameise den ganzen Sommer lang plagt.

Nun, betrachten wir einmal die Eidechse. Es sieht so aus, als wäre es das höchste der Gefühle, ein Faulenzerleben wie das der Eidechse zu führen. Das Eigenartige ist nur, es kommen immer mehr Patienten in meine Praxis, denen das Nichtstun auf die Dauer gar nicht gefällt. „Herr Doktor!", höre ich dann, „Seit ich in Pension bin und nichts mehr zu tun habe, ist das Leben uninteressant. Ich fühle mich krank und depressiv."

Und da komme ich zurück auf meine Frage: Was ist besser? Arbeiten oder Faulenzen? Ich glaube, die Arbeit bringt uns große Vorteile. Der arbeitende Mensch kommt nicht zum Grübeln. Wer den ganzen Tag nur an seine eigenen Befindlichkeiten denken kann, dreht früher oder später durch. Deshalb glaube ich, es ist besser zu arbeiten, als zu faulenzen. Jeder kann sich irgendwie nützlich machen, dann wird er gebraucht und fühlt sich gut dabei. Es ist ein Prvileg, wie die Ameise zu sein. Wer fleißig wie die Ameise arbeitet, geht abends müde ins Bett und kann gut schlafen. Die Eidechse liegt den ganzen Tag faul herum, kann sich über keine Leistung freuen und schläft höchstens vor Langeweile ein.

Die Beipackzettel

Hier geht es um ein medizinisches Thema, eine Sache, die mir sehr am Herzen liegt: ich spreche von den Beipackzetteln. Sie wissen schon, das sind die Zettel, die in jeder Medikamentenschachtel drin sind, und die es seit kurzem in Südtirol auch in deutscher Sprache gibt – was einerseits gut ist, anderseits nicht. Ich persönlich denke, es wäre wahrscheinlich besser, wenn es die Beipackzettel überhaupt nicht gäbe. Diese werden nämlich von den Patienten genau durchgelesen, weil sie neugierig sind, vielleicht auch verunsichert und ängstlich. Sie wollen sich informieren, wollen wissen, was in der Medizin drinnen ist.

Und was passiert? Auf diesem kleinen Papier stehen hundert Geschichten: welche Nebenwirkungen und welche Begleiterscheinungen das Medikament

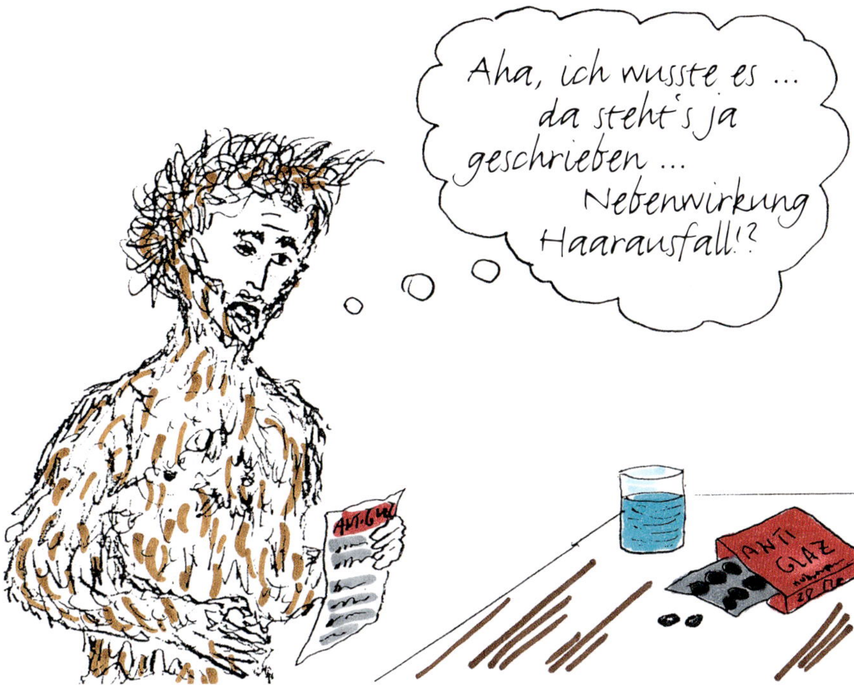
Aha, ich wusste es ... da steht's ja geschrieben ... Nebenwirkung Haarausfall!?
ANTI GAZ

haben kann, für welche Krankheiten es noch genommen werden kann, und vieles mehr.

Und da liest der Patient mit Schrecken, er könne nach Einnahme der Pillen schwindlig werden oder Durchfall und Brechreiz kriegen. Diese Angaben müssen auf dem Beipackzettel stehen; das Gesetz verlangt es, dass alle Möglichkeiten, auch wenn sie noch so unwahrscheinlich sind, aufgezählt werden. Und was passiert mit unserem Patienten, nachdem er den Zettel gelesen hat? Er fühlt sich unsicher und bekommt eine Riesenangst. Hat er schon die erste Tablette eingenommen, so meint er, plötzlich all die grässlichen Zustände, die auf dem Zettel angegeben sind, zu bekommen. Er fühlt sich elender als zuvor.

Ich rate, haben Sie Vertrauen, wenn Ihnen der Arzt etwas verschreibt. Er kennt Sie als Patienten und hat Erfahrung mit Medikamenten. Und vergessen Sie den Beipackzettel samt den Horrorgeschichten!

Die Entwicklungshilfe

Es kommt immer wieder vor, dass Menschen mir und anderen Mitgliedern des Vereins „Südtiroler Ärzte für die Dritte Welt“ ihr Lob für den Einsatz in der

Entwicklungshilfe aussprechen. Sie meinen, es sei wichtig und sinnvoll, notleidende Menschen in unterentwickelten Ländern medizinisch zu versorgen. Hier in Europa hätten wir eine Gesellschaft ohne Werte, es regiere nur mehr der Überfluss. Wer aber in der Entwicklungszusammenarbeit tätig sei, gebe seinem Leben noch einen wahren Sinn.
Ich persönlich bin anderer Ansicht. Entwicklungshilfe kann nur dann entstehen, wenn die notwendigen finanziellen Ressourcen vorhanden sind, um die Initiative umzusetzen. Ganz konkret bedeutet dies, dass nur dann bedürftigen Menschen geholfen werden kann, wenn ein gewisser Reichtum vorhanden ist. Es braucht also Menschen, die arbeiten und verdienen, Gönner, die ihr Geld großzügig zur Verfügung stellen, damit Hilfsorganisationen diese Beiträge am Ort einsetzen können. Es ist also eine volle Flasche erforderlich, damit andere daraus trinken können. Und diese volle Flasche kommt nicht von irgendwo her. Sie wurde aufgrund von Fleiß und Arbeit gefüllt.
Also, jener, der sich täglich einsetzt – im Büro, in der Fabrik, im Geschäft, im Haushalt, im Stall oder in der Landwirtschaft – produziert die nötigen Mittel, um Menschen in Entwicklungsländern überhaupt erst helfen zu können.
Deshalb mache ich Ihnen ein Kompliment, denn mit Ihrer Arbeit und Ihrem Fleiß produzieren Sie die nötigen Mittel, um in armen Ländern helfen zu können. Wenn es Menschen wie Sie nicht gäbe, gäbe es auch keine Entwicklungshilfe.

Auch die dunkelsten Momente verbergen ein magisches Licht

Es gibt im Leben Momente, in denen der Mensch einfach verzweifelt ist. Ich sehe das bei Patienten, Freunden und bei mir selber. Es gibt Zeiten, da funktioniert nichts, da erscheint alles schwarz.
In solchen Situationen kommt mir das Lied von Bruce Springsteen „Thunder Road“ in den Sinn. In dem Lied vergleicht Bruce das Leben mit einem Weg, den wir bei Donner, Blitz und Finsternis zurücklegen müssen. In einem wunderschönen Satz dieses Liedes heißt es: „Show a little faith, there is magic in the night ...“, also „Hab' ein bisschen Vertrauen, denn auch die dunkelste Nacht verbirgt ihre Magie“.
Das stimmt doch. Auch in den dunkelsten Situationen des Lebens gibt es Momente des Lichts. Jeder kann es spüren, jeder kann darauf vertrauen.

Wenn Sie wieder einmal verzagt sind, rate ich Ihnen, an das Lied zu denken: „There is magic in the night“. Es gibt eine Magie, die uns aus der Dunkelheit wieder ans Licht führt!

Lächeln – ein Schlüssel, der viele Türen öffnet

Also das Lachen, das gelingt den Kindern immer, uns ein bisschen weniger. Wir denken vielleicht, es sei Ernst angebracht oder es spiele keine Rolle, was für ein Gesicht wir machen. Aber glauben Sie mir, es ist sehr wichtig, mit welchem Gesichtsausdruck wir unseren Mitmenschen begegnen. Wir sind uns dessen vielleicht nicht bewusst, denn wir müssen uns sogar manchmal anstrengen, um freundlich zu lächeln, aber für den, der uns anschaut, ist es bedeutungsvoll. Ihm tut unser Lächeln gut und uns selbst im Endeffekt eigentlich noch viel mehr.

Mir ist einmal Folgendes passiert: Ich habe längere Zeit in Amerika gearbeitet und ganz schrecklich unter Heimweh gelitten. Ich war ganz allein, musste mich selbst versorgen und so bin ich eines Tages mit meiner Schmutzwäsche in eine Selbstbedienungswäscherei gegangen.

Viele Leute, Schwarze, Chinesen, Weiße waren da und haben gewartet, bis sie an der Reihe waren, einen Dollar in den Geldschlitz der Waschmaschine einzuwerfen, um ihre Wäsche zu waschen. Und da bin ich an einem Sonntag in der Früh gesessen und war unendlich traurig. Am liebsten hätte ich den ersten Flug zurück nach Südtirol genommen. Und während ich da sitze, totverlassen und in Krise, kommt eine Dame, lächelt mich an und fragt, ob sie sich neben mich setzen kann. Sie war einfach freundlich.

Und in dem Moment habe ich gespürt: da ist ein Mensch, der mich anschaut und mir ein Lächeln schenkt. Ich bin nicht allein.

Meine Traurigkeit ist verflogen und eigentlich ist es mir von diesem Moment an den ganzen Tag gut gegangen. Dieses Lächeln werde ich nie vergessen, denn es hat mir in einer verzweifelten Gemütsstimmung Kraft und Zuversicht gegeben.

Auch wenn es manchmal schwer fällt, zu lächeln, so rate ich euch, liebe Leserinnen und Leser, versucht es trotzdem. Für euer Gegenüber ist das oft wirklich eine „Pille für die Seele“.

Also schenkt euer Lächeln her, wann und wo immer es möglich ist. Und vielleicht bekommt ihr es von der anderen Seite wieder zurück.

Wenig in der Jugend, mehr im Alter

Wenn es um Erziehungsfragen geht, haben wir – so glaube ich – alle die selben Probleme. Soll ich streng sein? Soll ich nicht streng sein? Sollen schon Kinder einen gewissen „Lebensstandard“ haben oder sollen sie möglichst sparsam erzogen werden?
Während meiner Ausbildungszeit in Amerika machte ich sämtliche Nachtdienste meistens zusammen mit einem Vietnamesen. Diesen Mann bewunderte ich sehr. Während ich schon gegen Mitternacht todmüde war, keine Energie mehr hatte und den ganzen Job verwünschte, hatte er Freude, Optimismus und Energie bis in die frühen Morgenstunden, ja, sogar am Tag darauf war er gut gelaunt und frisch. Als ich ihn fragte, wie er das mache, wieso er so gut drauf sei, während ich mich nur mehr todmüde dahinschleppte, antwortete er mir: „Wenn du wüsstest, wie hart meine Jugendjahre gewesen sind, würdest du verstehen, dass für mich dieses Leben da ein Paradies ist.“ Er sagte immer. „This is Disneyland!“. Also, was für mich als verwöhnten Südtiroler ein beinharter Job war, war für den Vietnamesen, der in seiner Jugend nichts hatte, Disneyland – also ein Spaß.
Wenn ich überlege, wie ich meine Kinder erziehen soll, fällt mir der Vietnamese ein. Vielleicht ist es besser, sie jetzt, wo sie noch klein sind, nicht zu sehr zu verwöhnen und ihnen nicht all das zu geben, wonach ihr Herz sich sehnt.

In jungen Jahren Genügsamkeit zu lernen und manchmal auch Verzicht zu üben, bedeutet Stärke für das spätere Leben, um den Herausforderungen des Alltags besser gewachsen zu sein.

Sollte es die Zukunft mit unseren Kindern vielleicht nicht mehr so gut meinen und die wirtschaftliche Situation auch schwierig werden, so ist das Zurückstecken und Zurückschaltenmüssen eine zusätzliche Belastung.
Außerdem, wenn einem Kind bereits in jungen Jahren alle Wünsche erfüllt werden und es alles bereits ausprobiert und erlebt hat, welchen Reiz hat das spätere Leben noch? Wenn wir bereits als Kind kleine Mozarts auf dem Klavier, Hockeystars auf dem Eis, Columbusse in der Erkundung der Welt waren, was bleibt uns dann noch für spätere Jahre übrig, wonach wir streben und wofür wir kämpfen sollen?
Darum: Zerbrechen Sie sich bitte nicht den Kopf, ob Sie Ihrem Kind materiell genug bieten. Manchmal ist ein bisschen weniger besser als zu viel!

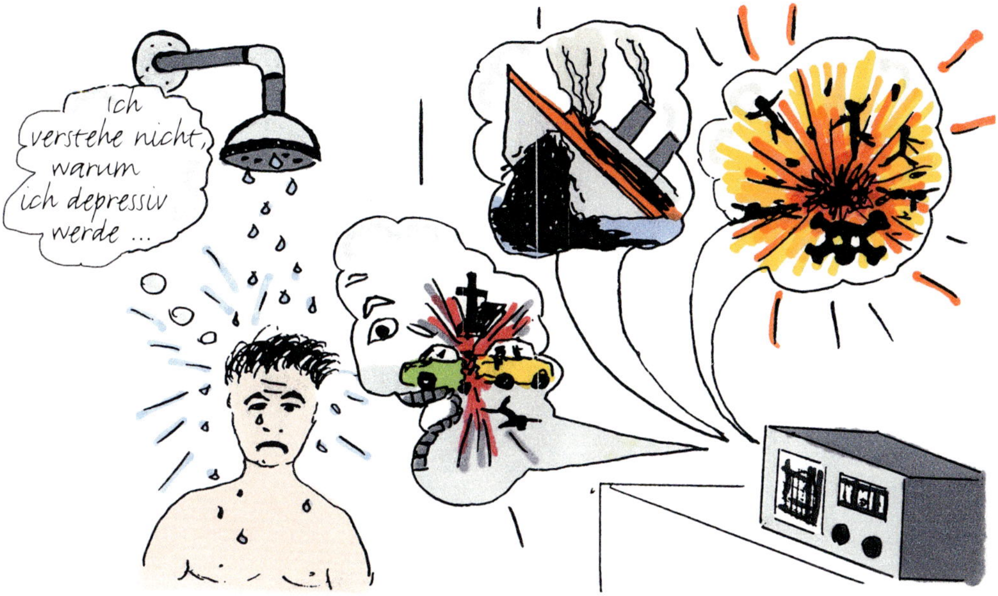

Die Nachrichten – nützlich oder schädlich?

Denken Sie einmal nach, von wievielen Nachrichten wir täglich überflutet werden. In den Zeitungen stehen alle Neuigkeiten, das Fernsehen bringt das Weltgeschehen und jede Stunde meldet das Radio, was in der Welt passiert ist. Da stellen wir uns natürlich die Frage, ob es für uns wichtig ist, alle diese Nachrichten immer zu hören und zu lesen. In dem Wort „Nachrichten“ steckt ja die Aussage drinnen, dass sie etwas sind, wonach man sich richten kann, also eine Anweisung beinhalten. Welche Anweisungen oder Richtlinien bekommen wir? Meist sind es doch solche, die uns Angst, Schrecken und Trauer suggerieren. Sind solche Nachrichten nützlich? Können wir an Kriegen, Unfällen, Todesfällen, kriminellen Delikten und sonstigen Katastrophen etwas ändern, dadurch, dass wir sie hören? Abgesehen von seltenen Einzelfällen können wir meistens auf viele derartige Informationen verzichten.
Ich möchte Ihnen den Rat geben, mit dem Nachrichtenkonsum sparsam umzugehen. Nachrichten, die uns nur ängstlich und traurig machen, Informationen, die unsere Lebenszuversicht einschränken, sind unnütz! Gute Nachrichten sind nützlich, denn sie machen unser Leben schöner. Statt sich mit unguten Informationen zu befassen, schalten Sie lieber um auf ein anderes Programm, dort wird vielleicht gerade schöne Musik gesendet. Schützen wir unser Gemüt vor der Informationspflicht der Medien!

Trauer

Es ist eine unumstößliche Tatsache, dass der Tod traurig stimmt. Wenn ein Familienmitglied oder ein befreundeter Mensch stirbt, ist das für die Hinterbliebenen sehr schlimm. Sie trauern um die Verstorbenen und sind innerlich tief verletzt.

Ich erinnere mich an einen Medizinmann in Tansania. Er war ein einfacher Schwarzer, der aber als Medizinmann von allen Stammesangehörigen große Anerkennung genoss. Ich unterhielt mich oft und gern mit diesem Mann, auch wenn seine Englischkenntnisse sehr bescheiden waren und es mit der sprachlichen Verständigung ein bisschen haperte.

Einmal hatten wir ein sehr interessantes Gespräch über den Tod. Er meinte, wir Weißen hätten ein eigenartiges Verhältnis zum Tod und zu unseren Verstorbenen. Er fand es eigenartig, dass wir unseren Verstorbenen nachweinen, nachtrauern und uns nicht die Frage stellen, ob der Verstorbene diese Tränen und diese Verzweiflung überhaupt will. Ich musste lachen, aber die Einstellung des Medizinmannes hatte mich auch nachdenklich gestimmt. Er sagte dann noch: „Wenn ich sterbe, möchte ich, dass die Leute nicht um mich weinen oder traurig sind. Ich möchte, dass sie Freude haben, wenn sie sich an mich erinnern."

Vielleicht ist die Ansicht des Medizinmannes gar nicht so falsch! Wäre es nicht wirklich besser, sich zu überlegen, ob es im Sinne des Verstorbenen ist, wenn wir ihm so nachweinen. Vielleicht möchte er vielmehr, dass es uns gut geht und dass wir ihn in liebevoller Erinnerung bewahren.

Hilfe! Ist mein Kind übergeschnappt?

Ist Ihre Tochter oder Ihr Sohn ein Teenager? Dann gehe ich davon aus, dass Ihr Leben nicht immer leicht und unbeschwert verläuft.

Die Lieben, die gerade noch Kinder waren, aber nun plötzlich keine mehr sind, gebärden sich, sehr zum Leidwesen der Eltern, wie wenn sie pötzlich einen Hirnschaden hätten. Der eine kommt mit einem Piercing in der Zunge nach Hause, der andere hat's in der Nase oder in anderen empfindlichen Körperstellen. Wieder andere gefallen sich mit Tätowierungen, besonders schick auf der Brust oder am Po. Vater und Mutter schlagen die Hände zusammen, weil sich das Kind, das sie makellos in die Welt gesetzt haben, derartig verun-

staltet. Sie laufen zum Arzt und fragen, was sie, um Gottes Willen, mit diesem pubertierenden Nachwuchs tun sollen.
Ich denke an die Jugendjahre zurück, in denen ich meinen Eltern das Leben schwer gemacht habe. Damals war die Zeit der Beatles und ich habe mir erlaubt, die Haare ein bisschen länger wachsen zu lassen. Mein Vater ist ganz wild geworden und hat mir gedroht, ich bekäme mein Taschengeld erst, nachdem mir der Friseur einen Kurzhaarschnitt verpasst habe. Ja, so war das damals mit den langen Haaren. Heute sind es die violetten, orangen und grünen Haare. Sogar Glatzen mit Büscheln müssen toleriert werden. Das findet man angesichts der anderen Torheiten und der Renaturierungsmöglichkeit als geringes Übel. Damals wie heute herrscht zwischen den Generationen manchmal tiefes Unverständnis. Aber: Auch aus uns sind meist ordenliche, brave Bürger geworden, obwohl wir ausschauen wollten wie John Lennon. Und aus den jungen Mädchen und Burschen von heute wird auch etwas Rechtes werden, auch wenn sie ein Piercing oder ein Tatoo haben. Ganz bestimmt!
Deswegen sage ich: Liebe Eltern, denkt an eure Jugendzeit zurück und wie damals der Generationsunterschied war. Vielleicht versteht ihr dann eure Kinder besser.

Über das „Mann-sein“ in den heutigen Zeiten

Ich muss Ihnen etwas Lustiges erzählen, das in meiner Praxis passiert ist. Da kommt eines Tages eine junge, berufstätige Frau mit sehr sicherem Auftreten und sagt mir, sie brauche keinen Mann, sie könne ohne einen solchen leben. Es gebe nämlich keine richtigen Männer mehr, die meisten seien nur mehr Schlappschwänze.
Ich habe über diese Ansicht sehr gelacht und ihr geantwortet, dass sie wahrscheinlich nicht ganz Unrecht habe. Aber wenn sie einmal auf meinem Platz in der Praxis sitzen würde, würde sie hören und staunen, was die Männer so alles erzählen. Und weil ich an diese Episode denke, will ich einmal eine Lanze für die Männer brechen.
Sicher, es geht um Chancengleichheit. Aber ich kenne aufgrund meines Berufs eine Menge Männer, die immer unsicherer werden und oft richtig leiden. Also eine wacklige Männerwelt, in der viele nicht mehr wissen, wohin sie gehören und welche Rolle sie im Leben spielen sollen. Denn irgendwie spielt doch jeder, ob Mann oder Frau, eine spezielle Rolle im Leben.

Früher stand die Rollenverteilung fest, meist zu Ungunsten der Frauen. Jetzt greifen die Frauen selbstbewusst nach Bereichen, die früher Männern vorbehalten waren, und die Männer wissen mit dieser neuen Situation nicht umzugehen und fühlen sich oftmals unsicher und ausgeschlossen. Als Arzt merkt man so etwas, und da denke ich mir: armer Mann! Manchmal auch: arme Frau mit so einem wackeligen Mann!
Mein Tipp geht daher an die Frauen: Schaut euren Mann oder euren Freund freundlich an und sagt ihm einmal: Eigentlich bist du ein wunderbarer Mann. Was für ein Glück, dass ich dich habe!
So ein Kompliment wünsche ich den Männern und dass sie damit einen schönen Tag haben. Und den Frauen wünsche ich auch alles Gute, weil mit Hilfe einer wunderbaren Frau wird ein Mann zu einem wunderbaren Mann – und umgekehrt.

Ist alt werden so schlimm?

Ein Herr kommt zu mir und sagt: „O je, o je, Herr Doktor, ich werde alt. Wenn ich die alten Fotos anschaue, sehe ich, wie fesch ich damals war und dann schaue ich in den Spiegel und sehe, wie alt ich jetzt ausschaue. Es ist furchtbar. Was kann ich dagegen tun?"
Solche Reden meiner Patienten bringen mich natürlich zum Lachen. Dann sage ich: „Mein lieber Herr, jetzt stellen Sie sich einmal vor, Sie wären all die Jahre gleich geblieben und hätten sich Ihr jugendliches Aussehen bewahren können, während alle um Sie herum sich verändert hätten und älter geworden wären. Wäre das nicht furchtbar? Da ginge alles an Ihnen vorbei und Sie blieben immer gleich. Es ändert sich doch alles auf der Welt: die Jahreszeiten vergehen, das Wetter ändert sich, die Menschen werden älter und dann kommen die Jungen nach.
Ein Mensch, der sich körperlich und vor allem geistig nicht verändert – das wäre doch schrecklich! Zum Glück bleibt nichts gleich.

Wir alle schwimmen in diesem Fluss der Zeit, werden von ihm fortgetragen, sachte und unaufhaltsam.

Wie langweilig wäre es, einzig und alleine am Ufer zu sitzen, ewig schön in trostloser Öde.

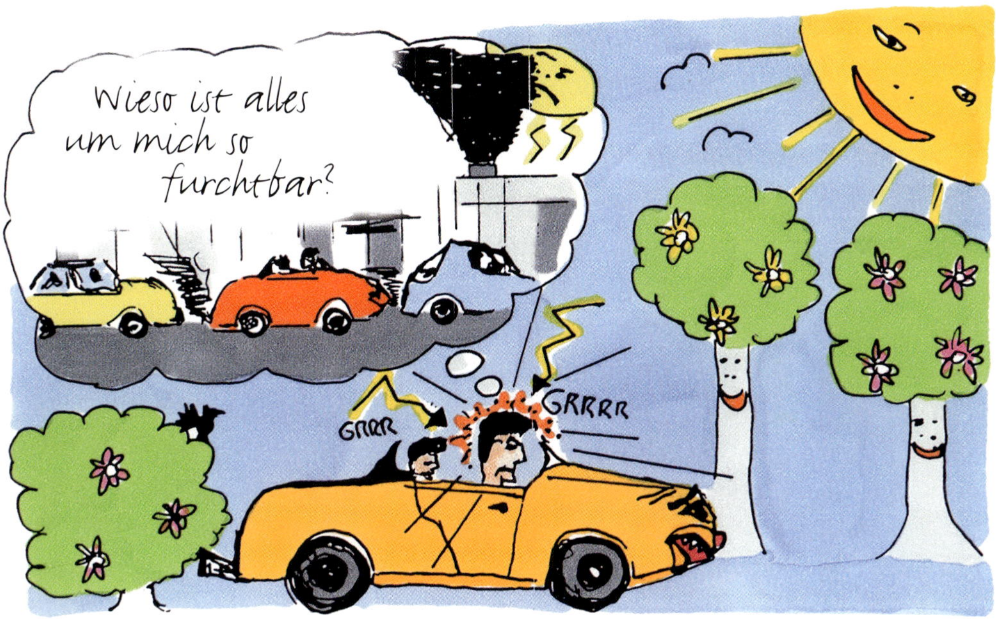

Die Wut hineinfressen oder herauslassen

Wenn es um das Thema „Wut“ geht, so hat jeder von uns – so glaube ich – ein paar Geschichten zu erzählen. Wie oft sind wir wütend! Wie oft bebt es in uns drinnen, sodass wir am liebsten alles um uns herum zerstören und die Welt untergehen lassen würden.

Ich erinnere mich an einen Kollegen, einen Unfallchirurgen, das war ein wilder Kerl. Wir nannten ihn „Mister Angry“, also „Mister Wut“. Er war eigentlich ein sehr gescheiter Mann. Wenn er merkte, dass ihn die Wut übermannte, ließ er alles liegen und stehen, sogar seine Patienten, zog sich seine Turnschuhe an und lief drei Runden um das Krankenhaus. Wir Kollegen hatten natürlich etwas zum Lachen, denn wir alle wussten, was los war.

Dieser Mister Angry kann uns eine Lektion erteilen. Denn wenn ein Mensch wütend ist, hat er zwei Möglichkeiten: Entweder er frisst die Wut in sich hinein und kaut so lange daran, bis er ein Magengeschwür bekommt, oder er macht es wie Mr. Angry, der seine Wut auf eine positive Art herausgelassen hat. Indem er seine Turnschuhe anzog und sich physisch anstrengte, reagierte er sich ab und schwitzte seinen Ärger aus.

Deshalb rate ich jedem, seine Wut weder hinunter zu fressen noch sie über Aggressionen frei zu setzen. Am besten ist es, negative Energien umzupolen und sie in körperlichen Aktivitäten freizusetzen. Es ist erstaunlich, wie schnell Dinge plötzlich an Bedeutung verlieren und die Wut dabei verfliegt!

Das Mobiltelefon und unser Wohlbefinden

Wir leben in einer Zeit, in der alles schnell gehen und in der alles sofort erledigt werden muss. Da ist das Handy zum unentbehrlichen Begleiter geworden. Wer kein Handy hat, ist „von gestern".

Ich habe Folgendes erlebt: Ein Patient liegt im Operationssaal, weil er eine Dornwarze am Fuß hat. Er ist schon vorbereitet, schön sauber und wir sind bereit, zu operieren, da läutet plötzlich ein Handy. Wir schauen erstaunt herum und fragen uns, wo das Läuten herkommt. Da holt der Patient sein Handy hervor und beginnt seelenruhig zu telefonieren, während wir an seinem Fuß die Narkose setzen und uns auf den Eingriff konzentrieren. Natürlich habe ich ihn darauf giftig angesprochen. Er hat sich dann entschuldigt und gemeint: „Herr Doktor, es tut mir so Leid, aber wissen Sie, so ist das halt mit dem Handy. Ich kann ohne das Ding nicht mehr leben."

Und da frage ich: Sind wir nicht bereits zu Sklaven dieses Apparates geworden? Hat das Handy unser Leben wirklich verbessert oder es nur noch hektischer werden lassen?

Auf jeden Fall bin ich der Ansicht, wir sollten manchmal die Courage und den Anstand haben, dieses Ding abzuschalten. Für unser körperliches und geistiges Wohl, und damit wir auch einmal Ruhe haben.

Pessimismus ist gratis, Optimismus ein Verdienst

Eines Tages kommt eine ältere Dame in meine Praxis und erzählt, sie sei Witwe und habe Freundinnen, die auch Witwen seien. Sie träfen einander immer wieder, aber eigentlich sei sie im Gegensatz zu den anderen immer grantig und verdrossen.

„Wissen Sie, wenn ich die anderen anschaue, denke ich mir: Die haben's fein, die sind immer gut gelaunt und wissen, wie man das Leben meistert, die haben einfach Glück, geborene Optimisten zu sein. Ich finde das sehr unge-

recht, dass ich ein Mensch bin, der mit dem eigenen Gemüt nicht zu Recht kommt."
Ich habe mir gedacht, so ganz stimmt das nicht. Auch der Optimismus ist etwas Verdientes.
Die Grundhaltung des Menschen ist im Allgemeinen eher eine pessimistische, denn trübe Gedanken schleichen sich ganz von alleine ein. Das Positive muss man selber suchen und man muss es immer wieder aufbauen und festhalten, damit es nicht wieder verschwindet. Das ist leider so in unserer menschlichen Natur. Das Negative kommt so zu sagen gratis, um das Positive muss man sich bemühen, danach suchen. Man muss sich immer wieder am eigenen Schopf packen und sich an die schönen und erfreulichen Dinge erinnern, an die Sonne, die Blumen, das Gute im Menschen – es gibt so vieles!
Zugegeben, an manchen Tagen kostet das eine Menge Anstrengung.
Aber wie Sie wissen, alles Wertvolle hat seinen Preis, auch der Optimismus. Gratis bekommen Sie nur den Pessimismus!

Damit eine Ehe funktioniert

Kürzlich saßen zwei Patientinnen in meiner Ordination, Mutter und Tochter. Es gab eine heftige Diskussion. Die Tochter behauptete, sie werde nie heiraten, worauf die Mutter antwortete. „Eine Ehe funktioniert immer, wenn man etwas dafür tut."
Ich habe lange über diesen Satz nachgedacht und glaube, er beinhaltet eine kluge Ansicht. Wenn man nur so dahinlebt und für eine Beziehung nichts tut, wie es oft passiert, dann funktioniert das Zusammenleben bald nicht mehr so richtig. Die Leute gehen mit großen Erwartungen in die Ehe und meinen, alles Glück der Erde werde nun von selbst auf sie hereinstürmen. Oder der Partner wäre allein für die Harmonie in der Beziehung verantwortlich.
Aber so wie diese Mutter es sagte, funktioniert das Zusammenleben nur, wenn beide etwas dafür tun. In einer Partnerschaft müssen beide Teile bewusst an ihrer Beziehung arbeiten, füreinander da sein, Sorgen und Freuden miteinander teilen, miteinander reden und öfters dankbar daran denken, wie schön es ist, einen Menschen, den man liebt, an seiner Seite zu haben.
Also, wie wär's gleich heute mit einer Geste der Aufmerksamkeit oder einem kleinen Geschenk? Sie zeigen dadurch, wie sehr Sie die Beziehung schätzen und Sie werden sehen, welche Freude Sie bereiten.

Ist es möglich, auch nach einem schweren Schicksalsschlag Optimist zu bleiben?

Es ist manchmal erschreckend, wie grausam und furchtbar das Schicksal sein kann und wie viele Menschen von traurigen Ereignissen heimgesucht werden. Ich erzähle Ihnen die Geschichte von einem Patienten, einem jungen Vater, der an einem unheilbaren Leiden erkrankt war. Dieser Mann ertrug sein Schicksal auf eine besonders mutige, fast optimistische Art. Jedes Mal, wenn ich ihn besuchte, war ich deprimierter als er.

Ich hatte ein besonders vertrautes Verhältnis zu diesem Patienten und zu seiner Familie. Da fragte ich ihn einmal, wie er das mache, dass er diese Schmerzen und diese schwierige Situation so tapfer verkrafte. Darauf gab er mir eine wunderbare Antwort und sagte, der Herrgott habe nun bei ihm angeklopft. Er habe vom Leben bereits so viel Schönes bekommen, dass nun die Zeit gekommen sei, in der der Herrgott etwas von ihm hole.

Das Schicksal hätte sein Töchterchen treffen können und da wäre der Schmerz viel schlimmer. So sei es ihm viel lieber, wenn der Herr ihn ausgesucht habe. Mit dieser Philosophie ertrage er jetzt seine Krankheit und seinen Schmerz. Und so gebe ich Ihnen zu bedenken: Auch in den schlimmsten und furchtbarsten Momenten des Lebens gibt es Gedanken, die trösten und weiter helfen.

Tränen erleichtern unsere Seele

Ich habe einmal in Nigeria mit einer englischen Krankenschwester zusammengearbeitet. Sie war sicher über siebzig Jahre alt – eine besondere Dame! Ich sehe noch ihre Augen vor mir! Sie waren leuchtend, ausdrucksvoll und schön!

An einem arbeitsreichen Tag ereignete sich eine traurige Begebenheit. Ein dreijähriges Kind ist uns unter den Händen weggestorben. Es hatte eine akute Hirnhautentzündung gehabt und wir konnten nichts mehr machen. Es war schrecklich. Innerhalb einer Stunde war das Kind tot.

Die Krankenschwester weinte und sagte zu mir: „Sorry Doctor, I just have to cry.“ Auch mich erschütterte der Tod dieses kleinen Mädchens. Und da sagte sie zu mir: „Doctor, you should also cry. That cleans your soul!“ – „Doktor, du solltest auch weinen, das reinigt deine Seele.“ Ich erinnere mich oft an diese

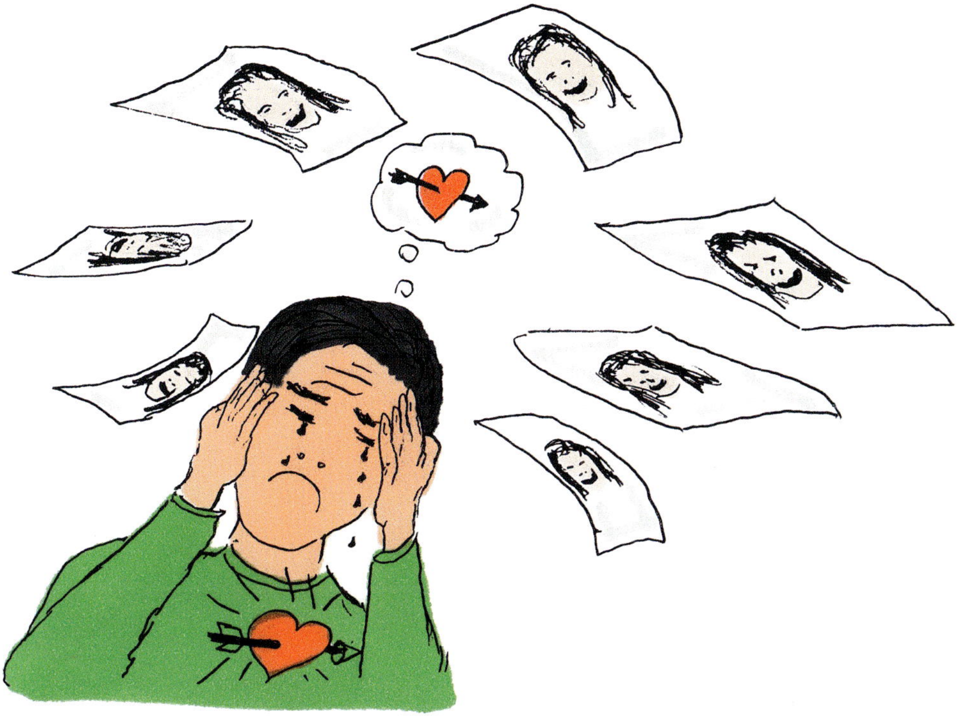

Worte und denke, diese Frau hatte recht. Es ist gut, wenn man weinen kann. Heute schämen sich die Menschen, vor allem die Männer, für ihre Tränen. Überall und in jeder Situation sollte man Haltung bewahren und sich kühl und schmerzunempfindlich zeigen. Nur Kinder dürfen weinen. Aber ich rate, Tränen nicht zurück zu halten. Wenn ein Schmerz so groß ist, dass er einem fast das Herz zerdrückt, dann sollte man weinen. Vielleicht tun Sie das lieber in einem stillen Kämmerlein, wo Sie keiner sieht, aber die Tränen sollen herausfließen. Sie befreien uns und erleichtern unsere Seele!

Ein bisschen Magie – ein bisschen Träumerei

Meine zwei Töchter, die eine ist sechs Jahre alt, die andere neun, die spielen oft mitsammen in ihrem Zimmer. Sie sperren sich ein und ich höre, wie sie sich drinnen Geschichten ausdenken und mit verteilten Rollen spielen. Die eine ist eine Hexe, die andere ein Zauberer, dann kommt ein Ritter aus einer Burg und eine gute Fee. Ich lausche an der Türe, was sie da alles erzählen. Die eine steigert sich in ihre Rolle so hinein, dass sie vor Angst fast schreit, dann weint die andere mit und dann lachen wieder alle beide.

Wie schön es die Kinder haben, wenn sie noch in dieser Zauberwelt leben! Welche phantastischen Geschichten sie sich erdenken! Mit offenen Augen träumen sie von einer Zauberwelt und können sich dabei Stunden lang unterhalten. Wird man erwachsen, geht diese Magie zum Großteil verloren. Wir sollen nicht mehr träumen und uns Dinge vorstellen, die nicht der Realität entsprechen. Also wehe! Aber das ist schade. In uns allen steckt doch noch ein bisschen das Kind aus früheren Zeiten und manchmal würden wir uns gerne wieder in das Reich der Phantasie begeben.
Wäre es nicht wieder einmal schön, sich etwas vorzustellen, einfach von etwas zu träumen? Warum denn nicht? Ein wenig Magie würde uns Erwachsenen gar nicht schaden, ein bisschen träumen und phantasieren: Einmal wieder Ritter sein oder Prinzessin samt Burg und weißem Pferd. Wieso denn nicht?

Erziehung: Wie oft muss etwas wiederholt werden?

Vor einigen Jahren lernte ich einen Missionar kennen. Er arbeitete in Südafrika und war gleichzeitig auch Lehrer.
Einmal sprachen wir über Erziehung und über Erziehungsmethoden. Er sagte zu mir: „Das Beste wäre, es gäbe eine Maschine, die alles, was man den Kindern sagt, zwanzig Mal wiederholen würde." Ich war verwundert, aber er erklärte mir, es genüge nicht, den Kindern etwas einmal zu sagen. Das Gesagte müsse immer wieder wiederholt werden. Es wäre falsch zu glauben, das bringe nichts. Früher oder später gehe es in die kleinen Köpfe hinein.
Wenn ich versuche, meine Kinder zu erziehen, denke ich oft an diesen Missionar. Meine Frau und ich stehen manchmal ratlos da und denken: So, das haben wir den Kindern schon so oft gesagt und es ist, wie wenn wir es in die Luft gesprochen hätten und als ob sie es gar nicht gehört hätten. Das mit dem Grüßen zum Beispiel ist eine ganz verflixte Angelegenheit!
Aber dann fällt mir der Missionar ein und ich bekomme wieder neuen Mut. Ja, sie hören es schon, ich muss es den Kindern nur zwanzig Mal, fünfzig Mal, hundert Mal sagen. Das ist der Preis der Erziehung. Aber letztendlich wird das Gesagte in ihren Köpfen bleiben. Deswegen ein Rat, den ich allen Eltern gebe: Glaubt nicht, es sei verlorene Zeit, den Kindern etwas hundert Mal zu erklären. Ich weiß, es kostet Nerven, aber die Mühe lohnt sich. Es bleibt immer etwas hängen und irgendwann erinnern sie sich: Aha, der Papi oder die Mami haben mir das einmal gesagt. Ist das nicht ein Trost?

Der Trick, sich von außen zu betrachten

Es gibt ein schönes, lustiges Lied von einem Südtiroler Liedermacher, das von einem Menschen erzählt, der sich und die Welt plötzlich von oben aus der Vogelperspektive sieht. Es sagt, die Welt schaue von oben ganz anders aus, es gäbe keine Gipfel, keine Hierarchien und alles wäre plötzlich rund.
Und weil es aus der Sicht von oben keinen Gipfel gibt, mache ich Ihnen den Vorschlag, sich selbst einmal von oben zu betrachten. Steht man unten, so sieht man den steilen Berg, das Ziel, das in ferner Höhe liegt und das nur unter großer Anstrengung und nach Überwindung zahlloser Hürden zu erreichen ist.

Von oben aus gesehen ist das Leben nicht mehr so schroff und steil und auch die Spitzen erscheinen rund.

Deshalb fordere ich Sie auf, sich die Welt, Ihr Leben und Ihre Ziele einmal von „oben", aus der Entfernung anzuschauen. Sie werden sehen, wie klein plötzlich alles wird: Menschen laufen wie Ameisen geschäftig herum, steile Hürden werden flach und Ziele rücken näher. Von oben schaut alles nicht mehr so schwierig und furchterregend aus.
Ich wünsche Ihnen einen guten Flug!

Unsere wichtigste Bremse

Wir alle wissen, was eine Bremse ist. Wir bremsen das Auto, wir bremsen das Fahrrad, wir müssen täglich oft bremsen, wenn wir unterwegs sind.
Hier soll aber von einer ganz anderen Bremse die Rede sein, nämlich von der „Gedankenbremse". Das ist eine ganz, ganz wichtige Bremse, die jeder Mensch in sich hat. Leider benützen wir sie fast nie. Wie oft passiert es, dass wir mit unseren Gedanken unterwegs sind. Tausend Dinge gehen uns durch den Kopf. Oft entgleiten wir der Realität und in Gedanken quellen alle Sorgen auf einmal zu Riesengröße auf: Probleme, Zukunftsängste, Panik vor dem zu bewältigenden Arbeitspensum, bedrohliche Schulden oder die Erziehung der Kinder. Im Gedankenlabyrinth entsteht ein bedrückendes Durcheinander.
Da gebe ich den Rat: Schalten Sie Ihre Gedankenbremse ein. Wenn Sie sich bei negativen, frustrierenden Gedanken erwischen, dann fragen Sie sich: Halt, wo

bin ich? Ich bin jetzt in der Küche oder bei meiner Arbeit im Büro oder in der Werkstatt und auf diese Beschäftigung will ich mich konzentrieren, nur sie ist in diesem Augenblick wichtig! Konzentration auf die momentane Tätigkeit ist die beste Bremse, um negative Gedanken aufzuhalten, sie hilft, um zu einer optimistischeren Sichtweise zu gelangen. Sie erledigen damit Ihre Arbeit auf die bestmögliche Art und tun sich somit nur Gutes.
Also, nicht vergessen: Bremse einschalten, wenn Sie Gedanken bedrängen, die in diesem Moment nicht in den Kopf gehören!

Die berühmte „Flimmerkasten-Krankheit"

Jetzt will ich mit Ihnen über eine besondere, weit verbreitete Krankheit nachdenken. Es handelt sich um die „Flimmerkasten-Krankheit", also die Fernsehabhängigkeit.
Unter dieser Krankheit leiden sehr viele Leute. Es ist wie eine Grippe, nur haben die Patienten diese Infektionskrankheit nicht nur im Winter, sondern während des ganzen Jahres. Jeder von uns sollte sich einmal selbst beobach-

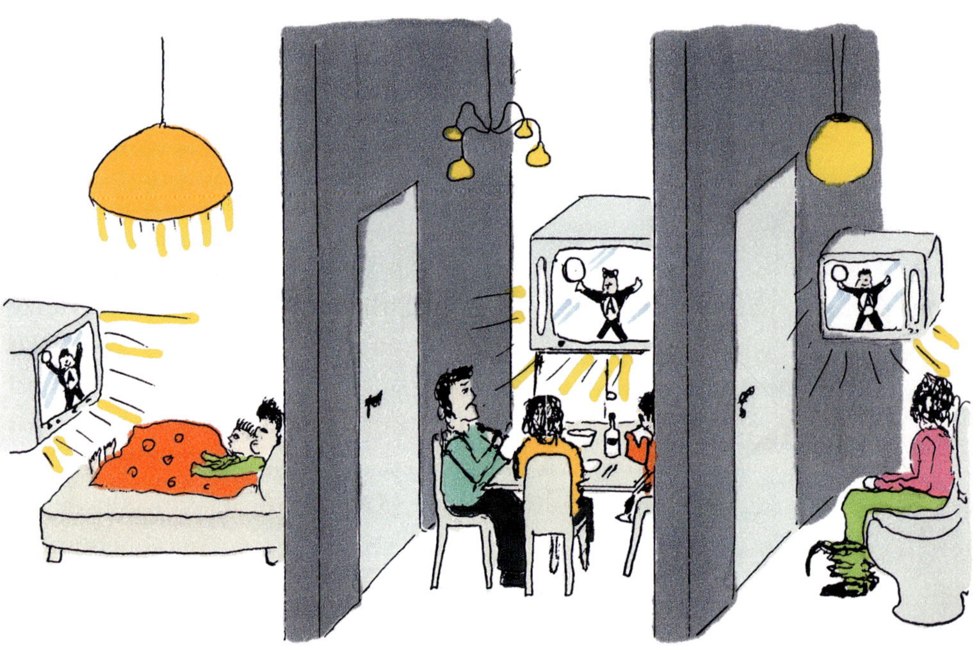

ten und diagnostizieren, wie stark er von diesem Krankheitserreger infiziert ist, kurz, wieviele Stunden er täglich vor dem Flimmerkasten verbringt. Nun? Sind es zwei oder gar mehrere Stunden? Da kann ich einen guten Rat geben: Schalten Sie die Kiste manchmal einfach aus!
Ich glaube, wenn wir statt vor dem Fernseher zu sitzen, wieder einmal das alte, gute „Mensch-ärgere-dich-nicht-Spiel" hervorholen oder uns mit einem „Watterle" oder einem anderen Kartenspiel vergnügen, kommen wir unserer Familie oder unseren Freunden wieder näher. Man sitzt beisammen, lacht und entspannt sich. Ich versichere Ihnen, Sie versäumen nichts, wenn Sie einen Abend lang nicht in die Glotze schauen. Im Gegenteil. Meist ist man am nächsten Tag besser gelaunt, weil man all die traurigen Dinge nicht gesehen hat, die im Fernsehen gesendet wurden. Auch in den Nachrichten wird selten Erfreuliches gezeigt.
Probieren Sie es aus! Machen Sie sich einen fröhlichen Abend mit Ihrer Familie oder Ihren Freunden. Vielleicht schlafen Sie besser und sind am nächsten Tag gut ausgeruht und voller Energie. Bei mir funktioniert es auf jeden Fall!

Was man im Leben alles braucht, oder nicht braucht

Ich habe in Bozen einen Freund, der unter der Talferbrücke lebt. Als „homeless", wie die Engländer sagen, hat er kein Dach über dem Kopf. Sein Heim ist die Brücke.
Man sieht ihn oft in der Stadt mit seinem Handwagen umherziehen, in dem er alle seine Habseligkeiten hat. Es sind seine Wertgegenstände, die er da mit sich herumführt und sie bestehen aus einem Schlafsack, einer Windjacke, ein paar Büchern, einer Flasche und einem kleinen Speisevorrat gegen den Hunger. Wenn ich ihn treffe, dann reden wir ein bisschen miteinander. Er ist ein armer Mensch, denn das Wagele und sein spärlicher Inhalt sind seine ganze Existenz. Wenn ich ihn sehe, dann stelle ich mir immer wieder die Frage: Was braucht der Mensch heute alles zum Leben? Wenn ich an all das nütze und unnütze Zeug denke, das wir ansammeln und horten, dann bin ich mir nicht so sicher, ob es unser Leben wirklich erleichtert und besser macht.
Wir Menschen arbeiten meist sehr hart, um unseren Lohn zu verdienen, geben ihn dann aber für so viele Dinge aus, die wir eigentlich gar nicht brauchen, für Sachen, die schon bald wieder weggeworfen oder nach kurzer Benützung bis zum jüngsten Tag in den Keller oder auf den Dachboden gestellt werden. Nun

ja, so genügsam wie mein Freund, das sind wir alle nicht. Wir erfreuen uns nämlich an einer gemütlichen Wohnung, an einem bequemen Badezimmer, an einem warmen Bett mit einer guten Matratze, an sauberer Kleidung und an einem guten Essen. Wir bräuchten also schon ein Riesenwagele für unsere vielen Bedürfnisse. Aber ist es nicht oft ein bisschen zu viel, womit wir uns umgeben und was wir im Lauf der Zeit anhäufen? Macht dieses „Zuviel" nicht manchmal das Leben noch komplizierter und ist am Ende nur eine Last? Denken wir auch einmal an die Zeit, die wir brauchen, um das Geld zu verdienen, womit wir Dinge kaufen, die wir gar nicht brauchen.
Mein Tipp: Bevor wir uns wieder etwas Neues anschaffen, fragen wir uns kurz: Brauche ich das wirklich?

Die Haut des Menschen

Unlängst ist eine Patientin in meine Praxis gekommen und hat gejammert: „Herr Doktor, sehen Sie sich meine Haut an. Diese Falten, diese Flecken! Schrecklich! Meine Haut schaut wie schrumpeliges Leder aus, gibt es etwas, das mir helfen könnte, damit ich wieder eine junge, glatte Haut bekomme?"
Ich habe die Dame nach ihrem Alter gefragt. Sie sei dreiundsechzig Jahre alt, hat sie mir verraten.

„Aha!", habe ich gesagt, „überlegen Sie einmal, wie lange Sie schon mit dieser Haut in der Weltgeschichte herumgehen?

Es gibt auf der Welt keinen Stoff, weder Plastik, noch Holz, noch Leder, der nach so vielen Jahren und so vielen Strapazen noch immer funktionsfähig wäre. Sogar das Blech eines Autos wird spätestens nach zwanzig Jahren rostig und kaputt. Ihre Haut aber ist nach dreiundsechzig Jahren immer noch da und begleitet Sie, vielleicht mit ein paar Falten und Flecken, aber sie wird noch immer voll ihrer Aufgabe gerecht." Die Dame hat nachgedacht und mir dann zugestimmt.
Und so bitte ich Sie, Ihre Haut wegen ein paar Runzeln oder Flecken nicht zu verachten, sondern sie als großes Geschenk zu betrachten, als ein Wunder, das uns treu ein Leben lang vor Umwelteinflüssen schützt, als Temperaturregulator fungiert, Stöße dämpft, unseren Wasserhaushalt regelt und uns die Sinneswahrnehmungen des Fühlens und Tastens vermittelt.

Liebeskummer

Es kommen so viele Leute zu mir in die Praxis mit allerlei Wehwehchen, so auch mit Liebeskummer. Ja, ja, so unglaublich es klingt, wir Ärzte müssen uns auch immer mehr mit „Liebeskummerpatienten“ befassen.
So höre ich, der Freund habe sie verlassen, und das könne sie nicht verdauen. An diesem Schmerz gehe sie zu Grunde. Und ihr Herz, es sei am Zerbrechen! Sie müsse den ganzen Tag weinen. So einen Menschen werde sie nie mehr finden. Ich gebe in solchen Situationen folgenden Rat: Wenn Sie vom Freund oder der Freundin verlassen wurden, probieren Sie doch aus, statt das untreue Wesen zu idealisieren und ihm nachzuweinen, es ins rechte Licht zu rücken. Statt die Beziehung zu idealisieren und ständig nur sich vorzumachen, wie schön und gut alles war, sollte doch überlegt werden, was alles nicht so wunderbar war und was nicht funktioniert hat.
Weil ganz perfekt scheint die Beziehung nicht gewesen zu sein, sonst wäre sie wohl nicht in Brüche gegangen. Erinnern Sie sich an die Auseinandersetzungen und überlegen Sie sich, ob es vielleicht sogar besser ist, wenn der oder die „Ex“ jetzt mit jemand anderen streitet und nicht mehr mit Ihnen.
Kann Ihnen das gegen Liebeskummer helfen? Ich denke, es ist kein schlechter Tipp. Statt sich krank zu grämen, können Sie sich auch glücklich schätzen, von einem Partner oder einer Partnerin befreit zu sein, der oder die Sie ohnehin nicht ehrlich geliebt hat und deshalb auch nicht zu Ihnen gepasst hätte.

Kinder und Kopfweh

Eine Mutter erzählte mir, ihre siebenjährige Tochter leide seit Wochen unter Kopfschmerzen, nicht jeden Tag, aber meistens an Werktagen. Aha, also am Sonntag hat das Mädele nicht Kopfweh! Ich habe die Kleine untersucht und es hat natürlich nichts gefehlt. Ich habe das Kind gefragt, wie oft es Kopfweh habe und es hat mir geantwortet, meistens in der Früh, bevor es in die Schule gehen müsse, bekäme es Kopfschmerzen.
Kinder sind schlau. Sie passen auf, was in ihrer Umgebung passiert. Die Mutter des Kindes hatte auch oft Kopfweh und die Kleine hat gemerkt, wenn die Mutter sich nicht gut fühlt, ist Papi besonders aufmerksam und verständnisvoll. Die junge Dame hat dann eben auch versucht, die Aufmerksamkeit mithilfe von Kopfweh auf sich zu lenken und sich bemitleiden zu lassen.

Ich gebe den Rat, Kinder nicht allzu Ernst zu nehmen und ihnen wenig über Krankheiten zu erzählen. Besser die Sache herunterspielen und sagen: „Das vergeht schon wieder. Hol' dir eine Bettflasche und leg' dich ein bisserl nieder, du wirst sehen, du bist bald wieder gesund." Wenn die Kinder merken, dass kein großes Aufheben mit ihnen gemacht wird, dann sind die Kopfschmerzen schnell wieder weg. Also, liebe Eltern, zu große Ohren solltet ihr für die Klagen eurer Kinder nicht haben. Ein bisschen sollt ihr schon hinhören, aber nicht zu viel.

Ein Gratis-Platz zum Meditieren

Ich habe längere Zeit in Amerika verbracht und dort gearbeitet. Damals waren Meditationskurse groß in Mode. Die Leute haben viel Geld gezahlt, um am Abend mit einer Gruppe unter der Anleitung eines Lehrers zu meditieren. In Amerika sind die Menschen so starkem beruflichen Stress ausgesetzt, dass diese Ruhe- und Besinnungsangebote gerne angenommen werden. Auch für mich war dieser Meditationskurs eine interessante Erfahrung.
Wenn jetzt Patienten zu mir kommen und sich beklagen, dass sie keine Ruhe oder keinen Platz fänden, wo sie in Ruhe nachdenken könnten, dann erin-

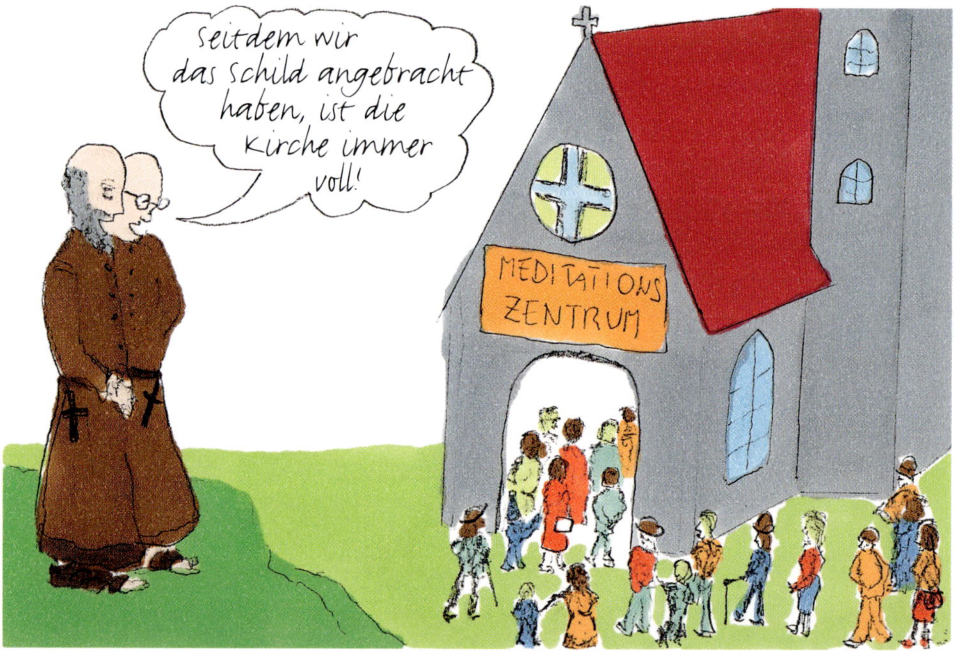
Seitdem wir das Schild angebracht haben, ist die Kirche immer voll!
MEDITATIONS ZENTRUM

nere ich mich an diese Zeit. Ich kann auch einen Hinweis geben, wo es in unserer Heimat Orte gibt, die sich wunderbar zum Meditieren eignen und die kostenlos benützt werden können. Ich denke da an die vielen Kirchen, in die wir jederzeit gehen können, um Ruhe zu finden. Außer an Sonntagen sind Kirchen Oasen der Stille. Der Alltag mit seinem Lärm bleibt draußen. Kirchen sind mystische, heilige Orte, und der Mensch braucht hier nur kurze Zeit in Ruhe zu verweilen, dann glätten sich die Gedanken und man findet wieder zu sich selbst.
Wenn Sie also einen Ort suchen, wo Sie abschalten und sich besinnen können, gehen Sie in eine Kirche. Da haben Sie einen ruhigen Ort, an dem Sie kostenlos meditieren können. Vielleicht gelingt Ihnen sogar eine Verbindung zum „Vater im obersten Stockwerk“, die immer sehr aufbauend ist.

Tage, an denen man alles falsch macht

Es gibt Tage, an denen man alles falsch macht. Ich weiß nicht, ob es Ihnen auch so geht, aber mir passiert das oft. Ich stehe auf und es geht alles schief. Schon im Badezimmer fängt es an: Das Wasser ist nicht warm oder die Zahnpastatube ist leer. Dann kocht die Milch für den Kaffe über und auf dem Herd breitet sich eine Lacke aus. Das Auto springt natürlich an diesem Tag erst nach zehn Minuten an, ich sollte schon längst bei Herrn XY sein, stecke aber rettungslos im Stau. Und so geht das bis zum Abend weiter.
An solchen Tagen denke ich an den Komiker Paolo Villaggio, der den „Fantozzi“ gespielt hat. Dem ist immer alles misslungen, alles hat er falsch gemacht, er ist von einer Katastrophe in die nächste geschlittert. Wenn ich so einen Tag habe, an dem alles schief geht, denke ich mir: Heute ist ein „Fantozzi-Tag“, da kann man nichts machen.
Jeder Mensch hat solche „Fantozzi-Tage“ und wenn Sie an der Reihe sind, rate ich Ihnen, sich nicht aufzuregen und sich nicht gegen die Macht des Schicksals zu stemmen. Betrachten Sie Ihren Tagesablauf, als ob Sie in einem Kino säßen und sich selbst in der Rolle des Hauptdarstellers sähen. Vielleicht können Sie dann sogar über sich selbst lachen. Das wäre wie ein Geschenk. Es gibt eben Tage, an denen alles gelingt und Tage, an denen gar nichts klappt. Das ist menschlich. Der Versuch, sich und das eigene Tagwerk aus der Distanz zu sehen, kann an solchen verflixten Tagen sehr erheiternd und damit der notwendige Rettungsanker sein. Ungeduldig, wütend und grantig zu reagieren,

hilft sowieso gar nichts. Also, lieber einmal Herr Fantozzi sein und sich selbst und alle Stolpersteine mit Humor akzeptieren!

Über das Zusammenwachsen

Es gibt ein wunderschönes Lied, da heißt es: „Longsam wochs' ma z'amm". Es ist ein altes Lied von Wolfgang Ambros und mir gefällt der Text ganz besonders gut. Das Zusammenwachsen mit einem Menschen, das allmählich geschieht, das mit einem Prozess des Abschleifens und Gewöhnens, mit Geben und Nehmen, mit Erfüllung und Enttäuschung verbunden ist, dieses Zusammenwachsen mit einem anderen Menschen ist eigentlich das Schönste im Leben. Das gemeinsame Erleben von Gutem und Schlechtem, von Freud' und Leid, Erfolg und Misserfolg bewirkt ein Gefühl der Zusammengehörigkeit, ja der „Unzertrennlichkeit". Sei es in der Ehe, in der Partnerschaft, in der Freundschaft, in der Familie, im Kollegenkreis – Bindungen vertiefen sich mit der Zeit, werden fester. Sollten sie zerreißen, ist das so schmerzhaft, als ob ein Stück aus dem eigenen Fleisch herausgerissen würde.
Wir dürfen nicht vergessen: unser Leben ist eine lange oder kurze Reise. Und auf dieser Reise begegnen wir Menschen und teilen mit ihnen unsere Abenteuer und unsere Erfahrungen. Und das Teilen ist letztlich das Schönste. Denken wir einmal an all diese Menschen, mit denen wir verbunden sind, mit denen wir auf die eine oder andere Art „zusammengewachsen sind". Schöpfen wir aus den Gemeinsamkeiten Kraft, um das Trennende zu ertragen. Einfach denken: Was haben wir schon alles mitsammen erlebt und gemeistert? Was alles an Freud und Leid haben wir schon geteilt? Sind wir nicht, wie es im Lied von Wolfgang Ambros heißt, langsam zusammengewachsen?
Und wenn wir zusammengewachsen sind, dann ist es wohl besser, wir schneiden uns nicht ins Fleisch und gehen nicht mehr auseinander.

Vom Glück, sich waschen zu können

Ich habe neulich mit zwei Kollegen eine Bergtour unternommen. Als wir gerade rasten wollten, sind wir einem Bergbauer begegnet. Er lud uns freundlich ein, mit ihm einen guten Speck zu essen. Wir wollten uns vor dem Essen die Hände waschen und sahen uns nach einem Waschbecken um. Aber da war kein Wasser. Der Bauer erklärte, das Wasser sei im Winter zugefroren. Zurzeit sei im Haus eben für eine Weile kein fließendes Wasser, aber das sei kein Problem. Wir waren verwundert, dass er den Wassermangel einfach so hinnahm, denn wir empfanden es schon als Problem. Wie die Leute denn leben könnten ohne fließendes Wasser, haben wir uns gewundert. Aber der Bauer lachte nur und meinte: „Ach, Herr Doktor, wenn Sie wüssten! In alten Zeiten haben wir zwei Mal im Jahr gebadet, zu Allerheiligen und zu Ostern. Und trotzdem sind schöne Kinder auf die Welt gekommen!“ Und dann hat er noch mehr gelacht und wir mit ihm.

Denken wir einmal darüber nach, wie das früher einmal war und wie gut es uns heute geht. Wir brauchen nur den Wasserhahn aufzudrehen und schon fließt kaltes, lauwarmes oder heißes Wasser heraus, ganz wie es uns beliebt. Und ist es nicht herrlich, jederzeit baden und duschen zu können, nicht nur zu Allerheiligen und zu Ostern?

Also freuen wir uns jedesmal darüber, dass wir uns waschen können, ohne erst die vereiste Quelle aufzuhacken oder das Wasser stundenlang zu unserem Haus schleppen zu müssen. Uns geht's einfach gut!

Fröhlichkeit ist ein Verdienst

Ich habe das Glück, täglich von einem Briefträger besucht zu werden, der ein besonders fröhlicher Zeitgenosse ist.

Ich höre immer schon, wenn er kommt, denn er pfeift und singt. Dann macht er die Türe auf und sagt fröhlich: „Hallo, guten Morgen! Da ist die Post. Wie geht's, Toni? Griaß di!“ – Und schon ist er wieder weg. Wirklich, jedes Mal, wenn ich ihn sehe, geht's mir danach ein bisschen besser.

Dieser Briefträger ist für mich der Beweis: Es gibt besondere Menschen, die Optimismus verbreiten. Aber ich bin auch überzeugt, dass dieser Briefträger an seiner guten Laune arbeitet. Ich habe ihn nämlich einmal gefragt, ob er immer so fröhlich sei. Und er hat mir verraten, er habe nicht immer nur gute Tage, aber er bemühe sich, das niemandem spüren zu lassen. Er strengt sich also an und das beweist, dass das Fröhlichsein nicht nur ein Geschenk Gottes ist, sondern dass auch ein wenig Anstrengung notwendig ist, um zu lachen und zu pfeifen. Es kostet Nerven, aber es kommt im Guten zurück.

Ich freue mich schon, wenn der Briefträger am nächsten Morgen wieder kommt. Wenn ich sein Pfeifen höre, werde ich ihm entgegen gehen und ihm ein bisschen von seinem Optimismus stehlen, den ich hoffentlich dann an andere Menschen weitergeben kann.

Jemand weiß es besser als wir

In Indien habe ich einmal von einem Einbruch in ein Privathaus erfahren. Es wurde ausgeraubt und alles wurde zerstört. Das Wundersame an dieser Geschichte war, dass sich die betroffene Familie nach dem Überfall nicht beklagte und weder Wut noch Hass zeigte. Der Vater ging mit seiner Familie hinunter zum Fluss, dort setzten sie sich nieder und sahen ins Wasser.
Als ich den Vater später einmal fragte, wie er es fertig brachte, so ruhig zu reagieren, sagte er zu mir: „Weißt du, im Leben passiert vieles und wir Menschen sind oft nicht in der Lage, alles zu begreifen. Manchmal weiß man auch nicht, wie es weiter gehen und was man machen soll. Ich habe mich an das Wasser gesetzt, den Wellen zugeschaut und mir gedacht, irgendwie wird es schon gehen, jemand wird die Sache schon wieder gut machen. Und vor allem: Ich kann den Räuber nicht bestrafen. Im Leben geht das von allein, denn alles, was wir tun, kommt auf uns zurück, im Guten wie im Schlechten. Das Böse,

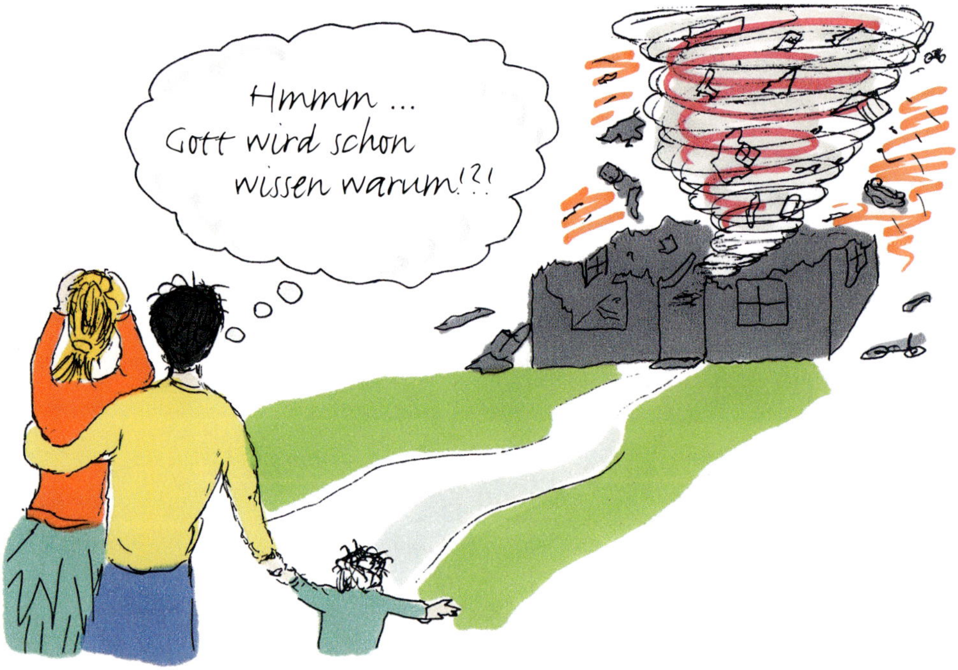

das die Räuber uns angetan haben, wird eines Tages im Schlechten wieder auf sie zurückkommen. Und da habe ich mich mit meiner Familie lieber in Ruhe an den Fluss gesetzt im Vertrauen, dass jemand schon wisse, warum das passiert ist. Dieser Jemand wird uns beistehen und uns leiten, wieder unseren Weg zu finden."
Was für eine Philosophie, habe ich mir gedacht. Diese Menschen stellen sich den Herausforderungen des Lebens auf eine ganz besondere und gelassene Art. Das Vertrauen in eine höhere Macht hilft ihnen, ihr Schicksal anzunehmen, vielmehr als Beschwerden, Hass und Drohungen es tun.

Ein Tipp, um nicht alleine zu bleiben

Jetzt erzähle ich Ihnen die Geschichte von einer jungen Dame, die schon sehr lange meinen ärztlichen Rat in Anspruch nimmt.
Diese junge Frau war immer unzufrieden und grantig, weil sie sich allein und verlassen fühlte. Eine Beziehung war in die Brüche gegangen und obwohl sie unter ihrer Einsamkeit litt, blieb sie alleine. Ich erinnere mich, die Frau kam immer nur, um sich über ihr tristes Leben zu beklagen.
Und welch Wunder, eines Tages kommt sie wieder in meine Praxis und sieht aus wie das blühende Leben. Schön angezogen, geschminkt, hübsch frisiert – eine Augenweide. Ich habe nur gesagt: „Ja Hallo! Was ist denn mit Ihnen passiert?" Und sie hat mir geantwortet. „Wissen Sie, Herr Doktor, mir geht es auf einmal sehr gut. Ich bin nicht mehr alleine." „Ja, was haben Sie denn gemacht?", habe ich neugierig gefragt. „Nun, ich habe eine Annonce in die Zeitung getan und einen Single-Club gegründet. Schon nach einem Monat habe ich eine ganze Runde von Freundinnen und Freunden gehabt. Es sind mehr als fünfundzwanzig Leute. Wir gehen aus, ins Kino oder zum Törggelen, manchmal machen wir einen Ausflug oder gehen fein essen. Ich habe eine neue Lebensaufgabe gefunden", erzählte mir die junge Frau freudestrahlend.
Und was können wir aus dieser Erzählung lernen? Ganz einfach: Wer einsam ist, muss sich etwas einfallen lassen. Wer alleine daheim bleibt, findet niemanden. Die junge Dame war wirklich traurig und verzweifelt, aber sie hat ihre Idee verwirklicht und einen Club gegründet. Jetzt hat sie viele Freunde und Freundinnen, die alle in einer ähnlichen Situation waren und sich deshalb gut verstehen.

Darum, nur Mut! Sie brauchen ja nicht gleich einen Single-Club zu gründen, aber gehen Sie unter Menschen, schreiben Sie sich in einem Kurs ein, gehen Sie zum Sport, greifen Sie zum Telefon und trauen Sie sich, einfach jemanden anzurufen, um ihn zum Wandern oder ins Kino mitzunehmen!
Wenn Sie nicht alleine bleiben wollen, dann tun Sie etwas dagegen!

Wenn Kinder schlimm sind

Eine Mutter beklagte sich bei mir, sie habe arge Probleme mit ihrem Sohn. Er sei eben ein schlimmer Lausbub. Er tue, was er wolle und sie habe keine Kontrolle mehr über ihn. Den ganzen Tag sei er unterwegs und sie mache sich große Sorgen. „Herr Doktor, was soll ich tun?"
Wenn ich so etwas höre, denke ich immer an meine Jugend zurück. Die ganze Gegend haben ich und meine Kumpane unsicher gemacht. Wir haben den Leuten Streiche gespielt, wir haben Fallen gestellt – wir waren richtige kleine Teufel.
Ja, so ist das. Kinder sind oft wirklich schlimm, manchmal sogar unausstehlich. Aber waren wir nicht auch einmal so? Und obwohl wir in unserer Jugend kleine Teufel waren, ist aus uns allen etwas „Ordentliches" geworden.
Mit der Zeit wird jeder Mensch gescheiter und ruhiger. Fast niemand bleibt sein ganzes Leben lang ein Lausbub. Meistens werden aus den kleinen Banditen gescheite Leute. Vielleicht ist diese wilde Zeit wichtig für unsere Kinder, vielleicht müssen sich die kleinen Teufel austoben, damit später aus ihnen, wenn schon nicht Engel, so doch brave Leute werden.

Jugend und Alter

Neulich fahre ich mit dem Zug und da sitzen drei Schulbuben im Waggon. Am nächsten Bahnhof steigen drei ältere Damen ein und ich beobachte, wie die Jungen aufstehen und den Damen ihren Platz zur Verfügung stellen.
Darüber habe ich mich sehr gefreut und mir überlegt, wie wichtig es ist, dass Jugendliche diese Regeln kennen und wissen, dass sie älteren Menschen Achtung und Respekt schulden.
Heute huldigt die Welt leider einem Jugendwahn, der Schönheit und äußerliche Perfektion in den Vordergrund stellt. Nur was jung und „cool" ist, wird

als wertvoll erachtet. Über den Wert der Alten wird wenig gesprochen. Schade! Die drei Burschen sind ein gutes Zeichen dafür, dass es auch heute noch Eltern gibt, die ihren Kindern vernünftige Wertmaßstäbe mit auf den Lebensweg geben. Ein Kompliment an solche Eltern!
Liebe junge Leute, auch ihr werdet einmal alt. Deswegen seid ihr dann nicht weniger wert als heute, wo ihr jung, schön und fit seid. Im Alter werdet ihr andere Vorzüge haben: die Erfahrung eines arbeitsreichen Lebens, vielleicht auch Weisheit und Güte. Dann werdet auch ihr glücklich sein, wenn ihr geschätzt werdet und wenn euch jemand seinen Sitzplatz zur Verfügung stellt.

Fest umarmen, solange es geht

Vor Kurzem kommt meine sechsjährige Tochter zu mir und sagt: „Papi, wie lange meinst du, dass du noch lebst?" Mich hat diese Frage selbstverständlich total verwirrt, denn so etwas hat mich natürlich noch nie jemand gefragt.
Aber die Frage meiner Tochter war absolut nicht dumm.
Wer von uns weiß denn schon, wie lange er leben wird oder wie lange er leben kann. Und dann habe ich ganz kurz nachgedacht und zu ihr gesagt: „Komm her, meine Kleine! Ich weiß nicht, wie lange ich noch leben werde, aber weil ich es nicht weiß, drücke ich dich jetzt erst einmal ganz fest an mich. Jetzt bist du ja da und ich bin auch da und da kann ich dich ganz, ganz fest umarmen und an mich drücken!"

Wäre es nicht wichtig, dass wir die Menschen, die wir lieben, fest umarmen und an uns drücken, solange wir alle noch da sind?

Wer weiß schon, wie lange wir das können? Vielleicht kommt einmal der Moment, wo wir denken: „Hätte ich diesen Menschen nur damals noch umarmt und ihm gesagt, wie gerne ich ihn habe!"

Der Spaziergang

Ich gehe unendlich gerne spazieren. Das heißt nicht, dass ich den ganzen Tag auf der „Schellrodel" bin, sondern das bedeutet nur, dass ich gerne jeden Tag ein bisschen gehe, um zu entspannen. Und da las ich zu meiner Freude in ei-

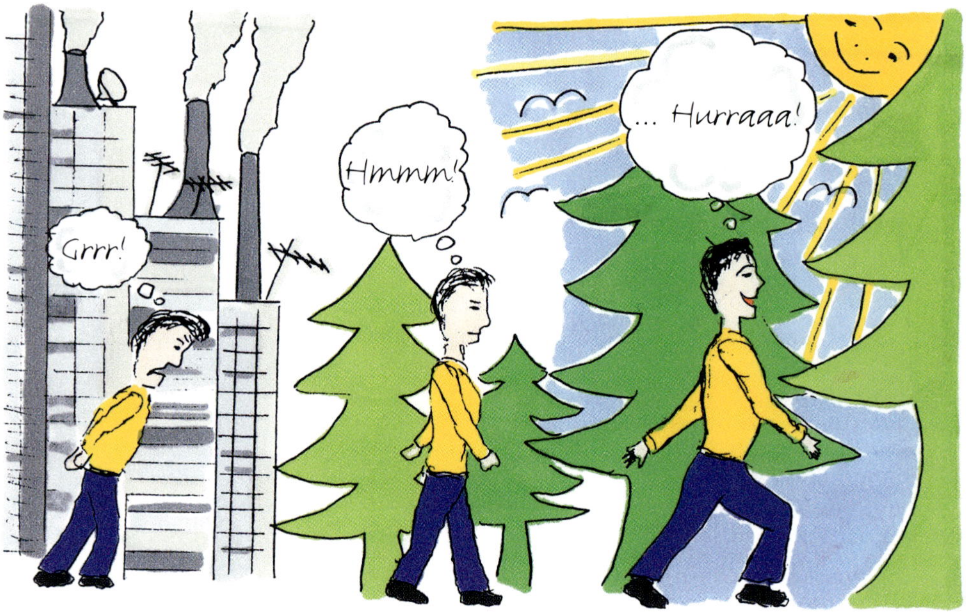

ner italienischen Zeitung eine ganze Seite über das Spazieren gehen, über „la passeggiata“. In dem Artikel stand, welche berühmten Leute, Persönlichkeiten, die Geschichte machten, sich täglich einen entspannenden Spaziergang gönnten.
Viele Menschen wissen nicht, was sie gegen Stress und Nervosität tun sollten, oder was ihnen beim Lösen von Problemen helfen könnte. Ich gebe Ihnen den Rat: Entspannen Sie sich bei einem Spaziergang, und wenn es möglich ist, nicht auf den Gehwegen in verbauten Gebieten, sondern in der freien Natur. Kann das für uns Südtiroler ein Problem sein? Die meisten Menschen haben doch in der Nähe ihres Heims oder ihres Arbeitsplatzes eine Wiese, einen Park oder einen Wald. Die Bäume sind beseelte Wesen, ich glaube sogar, sie sind weise. Mit ihrem Rauschen beruhigen sie unsere Sinne und oft fällt uns hier in freier Natur die Lösung eines Problems ein. Ein Spaziergang reinigt die Seele.

Versuchen auch Sie es und bauen Sie regelmäßige Spaziergänge in Ihren Alltag ein.

Nach zehn Minuten schon geht es Ihnen besser, und nach einer halben Stunde kommen Sie glücklich wieder von Ihrem Spaziergang zurück.

Der kleine Teufel

In unserem modernen Leben gibt es kleine Teufel, wie ich sie zu nennen pflege. Sie führen uns täglich in Versuchung, regen uns auf, suggerieren uns Ängste, machen depressiv und fordern uns heraus. Diese kleinen Teufel agieren in den Medien, die Nachrichten verbreiten, also im Fernsehen, im Radio und in den Zeitungen. Täglich lassen sie in den Gazetten das Blut triefen und im Stundenintervall hämmern sie in unsere Gehirne, dass Mord und Krieg im Osten weitergehen, dass wieder schreckliche Unfälle passiert sind, dass das Öl teurer wird, dass die Politiker streiten, und dass wieder irgendein schönes Objekt zerstört wurde. Wir können gegen all diesen Weltenjammer leider nichts tun, außer uns zu fürchten.
Aber gegen die Teufel gibt es ein Mittel. Beurteilen Sie täglich selbst, ob Sie gemütsmäßig in der Lage sind, sich all diese negativen Meldungen anzuhören oder zu lesen. Schalten Sie den Fernseher und das Radio ab, legen Sie die Zeitung weg und seien Sie wählerisch in der Auswahl Ihrer Lektüre. Manchmal genügt auch das Lesen einer Schlagzeile, um zu verstehen, dass man sich den Rest ersparen kann!
Ich bin überzeugt, es geht Ihnen dann besser!

Die Politiker

Jetzt sprechen wir einmal über die Politiker.
Oh, mein Gott, über die Politiker! Was da alles geredet und geschrieben wird. Politiker stehen immer im Zentrum des Geschehens. Wenn etwas funktioniert oder auch nicht – immer trägt der Politiker die Verantwortung. Sie kennen sicher den Spruch: „Piove – governo ladro!“ Also, auch wenn es regnet, haben die Politiker daran Schuld.
In meine Praxis kommen manchmal auch Politiker als Patienten. Wenn sie dann so vor mir sitzen, denke ich, dass es eigentlich arme Teufel sind. Stellen Sie sich einmal vor, einen Beruf ausüben zu müssen, in dem Sie wie die Politiker, immer allen alles Recht machen sollten. Die Leute kommen zu ihnen, jammern und wollen dieses und jenes. Und der Politiker muss versuchen, die Menschen zufrieden zu stellen, er muss ihnen Versprechungen machen und diese dann auch einlösen. Er ist im Grunde genommen ein Sklave. Die Politiker stehen zwar im Mittelpunkt, aber sie zahlen einen hohen Preis.

Denken wir einmal nach, wie das wäre, wenn wir an ihrer Stelle wären. Wir müssten immer alles Recht machen, für alles die Verantwortung übernehmen, hätten ständig Kritik zu ertragen und wären keine freien Menschen mehr.
Deswegen ziehe ich heute meinen Hut vor den Politikern. Sie fahren zwar mit schönen Autos und sind oft in der Presse, aber ich denke mir: Gönnen wir ihnen das. Und verzeihen wir ihnen, wenn sie manchmal Entscheidungen treffen, die uns nicht gefallen. Sie sind auch nur Menschen wie wir alle und tragen eine riesige Verantwortung. Ich würde nicht mit ihnen tauschen.
Also, sehen wir einmal das Gute, das sie leisten, statt nur immer über sie zu lästern.

Alles hat seine Zeit

Es gibt ein sehr schönes Lied von Bob Dylan mit dem Titel: „Turn, turn, turn". Übersetzt würde das bedeuten „Alles hat eine Wende". In diesem Lied wird ein Satz immer wieder wiederholt: „Es gibt für alles eine Zeit ".
Es ist wirklich so im Leben, dass manchmal alles durcheinander geht und wir uns fragen, wohin uns das wohl führen mag. Und da denke ich an dieses Lied. Es gibt eine Zeit für alles. Es gibt eine Zeit für die Jugend, eine Zeit für das Altern, eine Zeit der Ordnung, eine Zeit der Unordnung, eine Zeit der Liebe und eine der Enttäuschung. Es gibt eine Zeit der Hoffnung und eine Zeit der Verzweiflung.
Wenn Sie gerade in einer Zeit sind, in der Sie nicht verstehen, wo Sie gerade sind und wohin Sie das Leben führt, dann ist es vielleicht die Zeit des Zweifels oder der Unsicherheit. Aber ganz bestimmt kommt bald wieder eine andere Zeit. Das Leben ist ein Fluss, in dem wir dahin schwimmen. Wir schwimmen von einer Zeit in die nächste, immer wieder in eine neue.
Wenn wir uns also manchmal in einer schwierigen Phase befinden, so sagen wir uns einfach:

„Hab' Geduld, jetzt ist es halt einmal so!
Es wird wieder eine neue Phase kommen, in der alles anders sein wird!"

Freuen wir uns also auf die nächste Zeit, die kommen wird.

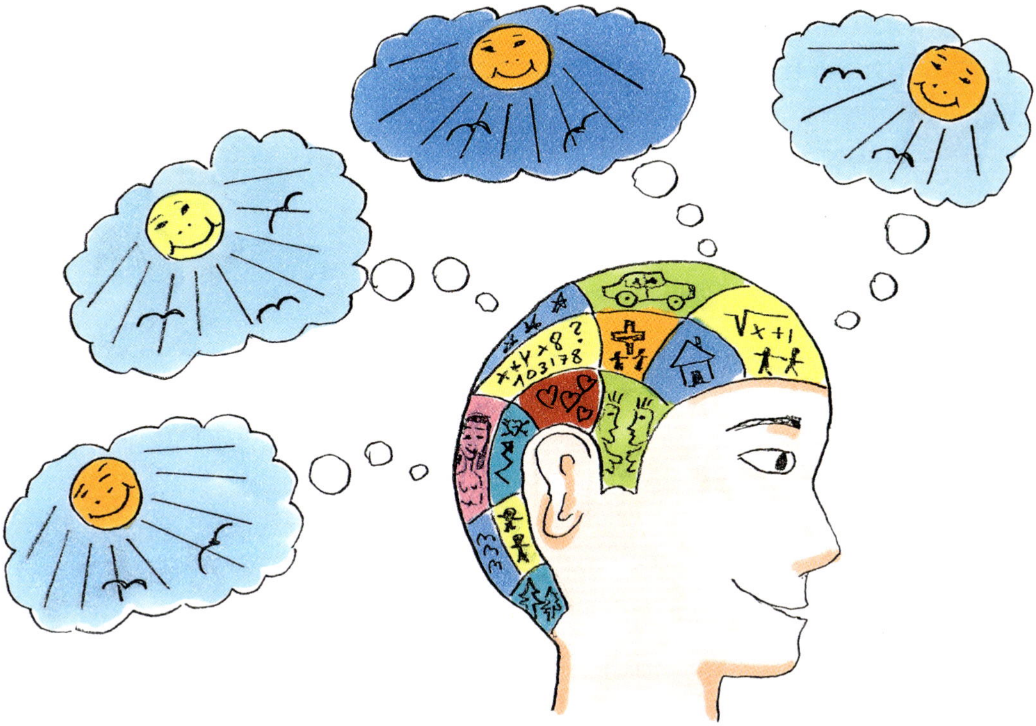

Weitere Informationen zu Seminaren, Meditationskursen, Mentaltechniken und Beratung zu individuellen Problemen erhalten Sie unter:
www.telos-training.com
info@telos-training.com

Mit dem Kauf dieses Buches unterstützen Sie das Projekt
„New Hope, New Life – for the streetchildren of Calcutta“,
des Vereins Südtiroler Ärzte für die Dritte Welt.

www.world-doctors.org

Südtiroler Ärzte für die Dritte Welt onlus
Medici dell'Alto Adige per il Terzo Mondo

Bitte helfen Sie uns helfen!

Spendenkonto der Südtiroler Ärzte für die Dritte Welt

Südtiroler Sparkasse	IBAN: IT35 U06045 11600 000005003779
Volksbank	IBAN: IT95 U05856 11601 050570000333

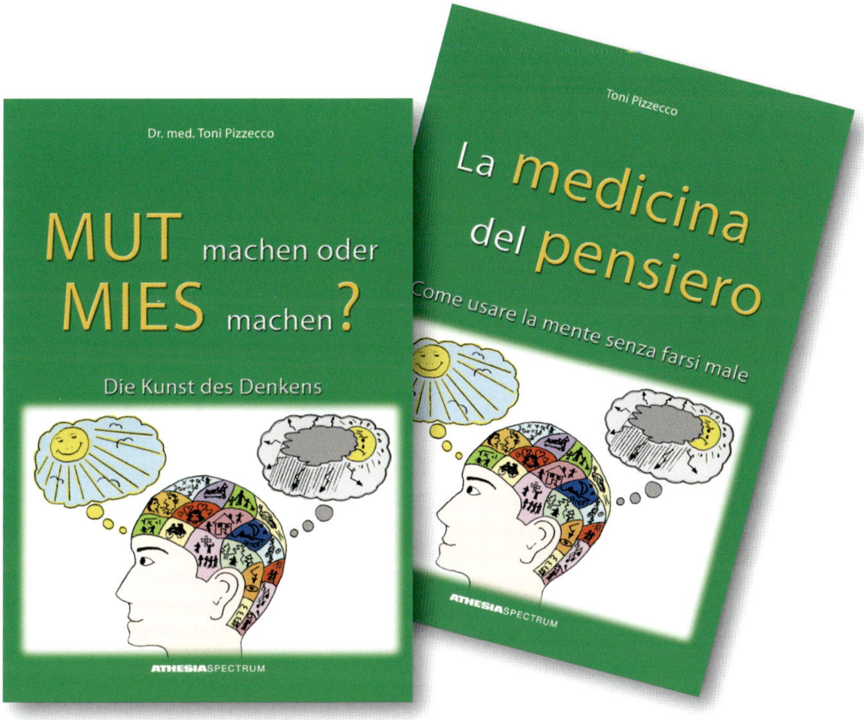

Der Bestseller von Dr. Toni Pizzecco:

„Mut machen oder miesmachen?"

ist bereits in 6. Auflage erschienen und auch in italienischer Sprache erhältlich.

Ein kleiner Reiseführer in die Welt der Gedanken!

ISBN: 978-88-6011-069-5 – deutsch
ISBN: 978-88-6011-055-8 – italienisch

Inhalt der Hör-CD zum Buch „100 Gedanken, die Mut machen"

1. Was man im Leben alles braucht oder nicht braucht
2. Zu stolz, um über Probleme zu reden
3. Mit warmen Händen geben
4. Warum Geduld der beste Arzt sein kann
5. Wenn der Kopf Probleme macht
6. Über das Glück, einen älteren Menschen in der Familie zu haben
7. Einsamkeit
8. Jugend und Schönheit
9. Der wichtigste Beruf
10. Lächeln – ein Schlüssel, der viele Türen öffnet
11. Hilfe! Ist mein Kind übergeschnappt?
12. Damit eine Ehe funktioniert
13. Pessimismus ist gratis, Optimismus ein Verdienst
14. Unsere wichtigste Bremse
15. Die Beipackzettel
16. Auch die dunkelsten Momente verbergen ein magisches Licht
17. Die Nachrichten: nützlich oder schädlich?
18. Wenig in der Jugend, mehr im Alter
19. Trauer
20. Ein unlösbares Problem
21. Jeder hat seinen Weltschmerz
22. Herbst, Winter und unsere Gefühle
23. Vom Glück, sich waschen zu können
24. Der Spaziergang
25. Wenn ich mich zurückerinnere
26. Jugend und Alter
27. Fest umarmen, solange es geht
28. Alles hat seine Zeit
29. Das Leben: Langeweile oder Abenteuer?
30. Fröhlichkeit ist ein Verdienst
31. Ein bisschen Magie – ein bisschen Träumerei
32. Erziehung: Wie oft muss etwas wiederholt werden?

Zum Ausschneiden für Ihre persönliche CD-Box.

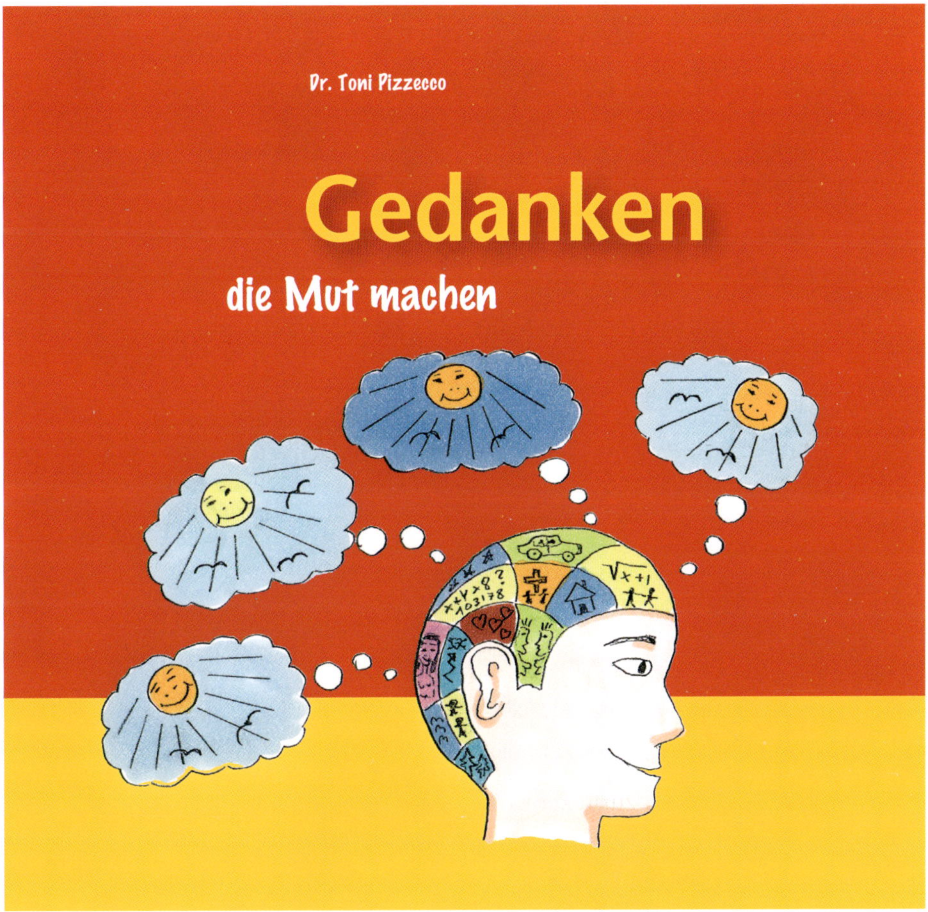